N&K

Zum Autor:
Rollo Skinner ist ein Schriftsteller, Illustrator und botanischer Bühnenbildner. Seine Arbeiten wurden in der britischen »Vogue« veröffentlicht und er zeigte seine Entwürfe auf der Londoner Fashion Week. »Wie kein anderer« ist sein Debüt.

Rollo Skinner

WIE KEIN ANDERER

aus dem Englischen übersetzt von Sophia Lindsey

NAGEL UND KIMCHE

1. Auflage 2025

NAGEL UND KIMCHE in der
Verlagsgruppe HarperCollins Deutschland GmbH
Valentinskamp 24 · 20354 Hamburg
info@harpercollins.de
Umschlaggestaltung: wilhelm typo grafisch, Zollikon
alle Abbildungen: Rollo Skinner
Satz: Sandy Weps, Hamburg
Druck und Bindung: Friedrich Pustet, Regensburg
Printed in Germany
ISBN 978-3-312-01386-9
harpercollins.de

Ich bin so froh, dass du dieses Buch gefunden hast. Egal, ob du acht oder achtzig bist – wenn du jemals das Gefühl hattest, nicht richtig dazuzugehören, ist dieses Buch für dich.

Als kleiner Junge hatte ich nie das Gefühl, so richtig dazuzugehören. Ich war zwar sehr lange sehr gut darin, so zu tun, als ob, doch irgendwann habe ich mich nur noch verloren gefühlt. Ohne zu wissen, wer ich eigentlich war, und ohne mit meiner Familie darüber reden zu können, zog ich los in den Wald.

Der Wald war mir schon immer mehr ein Zuhause als die menschliche Welt. Doch bis ich zum ersten Mal mit einem Baum gesprochen habe, konnte ich das nie in Worte fassen. Auf einmal konnte ich all das ausdrücken, was mir vorher nicht möglich gewesen war – und stellte erstaunt fest, dass der Baum antwortete.

Mit Worten und Zeichnungen habe ich versucht einzufangen, was die Bäume zu sagen haben. Ich habe meinem Stift freien Lauf gelassen, damit andere aus ihren Botschaften etwas für sich mitnehmen und hoffentlich genauso viel Kraft ziehen wie ich. Ich wünsche mir so sehr, dass auch du dich in die Bäume verliebst. Es ist mir ein Vergnügen, ihre Worte mit dir zu teilen.

Na dann, brechen wir auf – den Pfad hinab, über das Tor und die alte, bröckelnde Steinmauer entlang, die direkt in den Wald führt …

Rollo x

Alle, die in sich
dunkle Wolken tragen,
sollten wissen:
Diese Wolken sind Bäume,
und diese Bäume sind ein Wald.

Fernab der großen Stadt
und der Straßen aus Asphalt,
die das Land durchziehen wie Ölspuren;
fernab der Massen an neuen Megastores
voller Sofas und Autoreifen
und einzeln in Plastik verpackter Äpfel,
hinter dem dichtesten der schwindenden Wälder
in einem Tal
zwischen zwei Kleinstädten
lebt ein Junge.

Er ist nicht wie die anderen Jungs –
er singt ein bisschen,
wenn er spricht;
er geht nicht, sondern hüpft.
Sein Lachen ist ein freudiges Kichern:
Zu laut, zu anders, zu albern,
bekam er oft zu hören.

Seine Brüder machten alles richtig,
ohne was dafür zu tun,
und obwohl er seine Mutter über alles liebte,
nahm sie ihn vor lauter
Mutterliebe
gar nicht richtig wahr.

Er folgt auf Generationen von Männern,
wie sein Vater gerne prahlt.

120 Jahre.
Alles Männer.

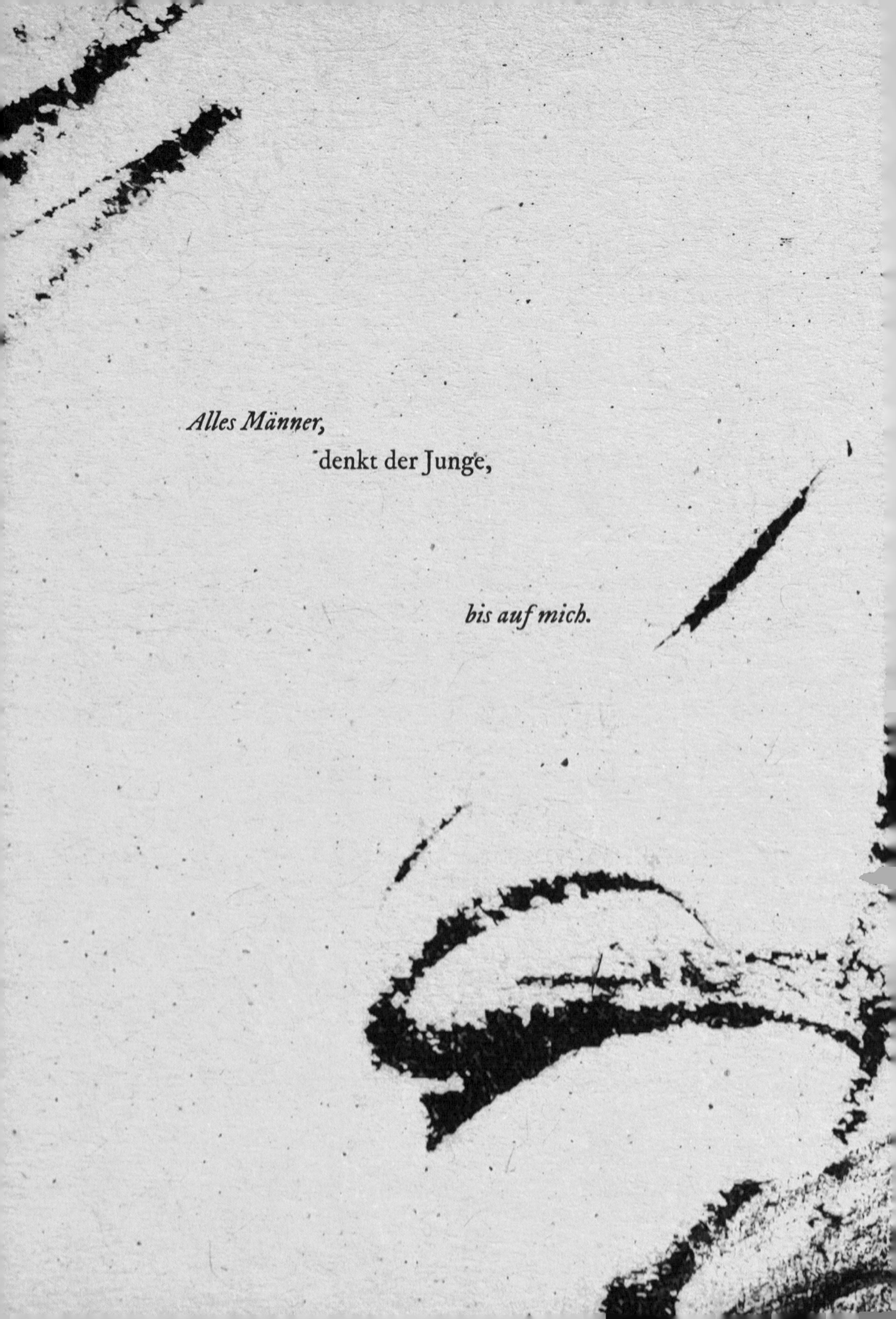

Alles Männer,

denkt der Junge,

bis auf mich.

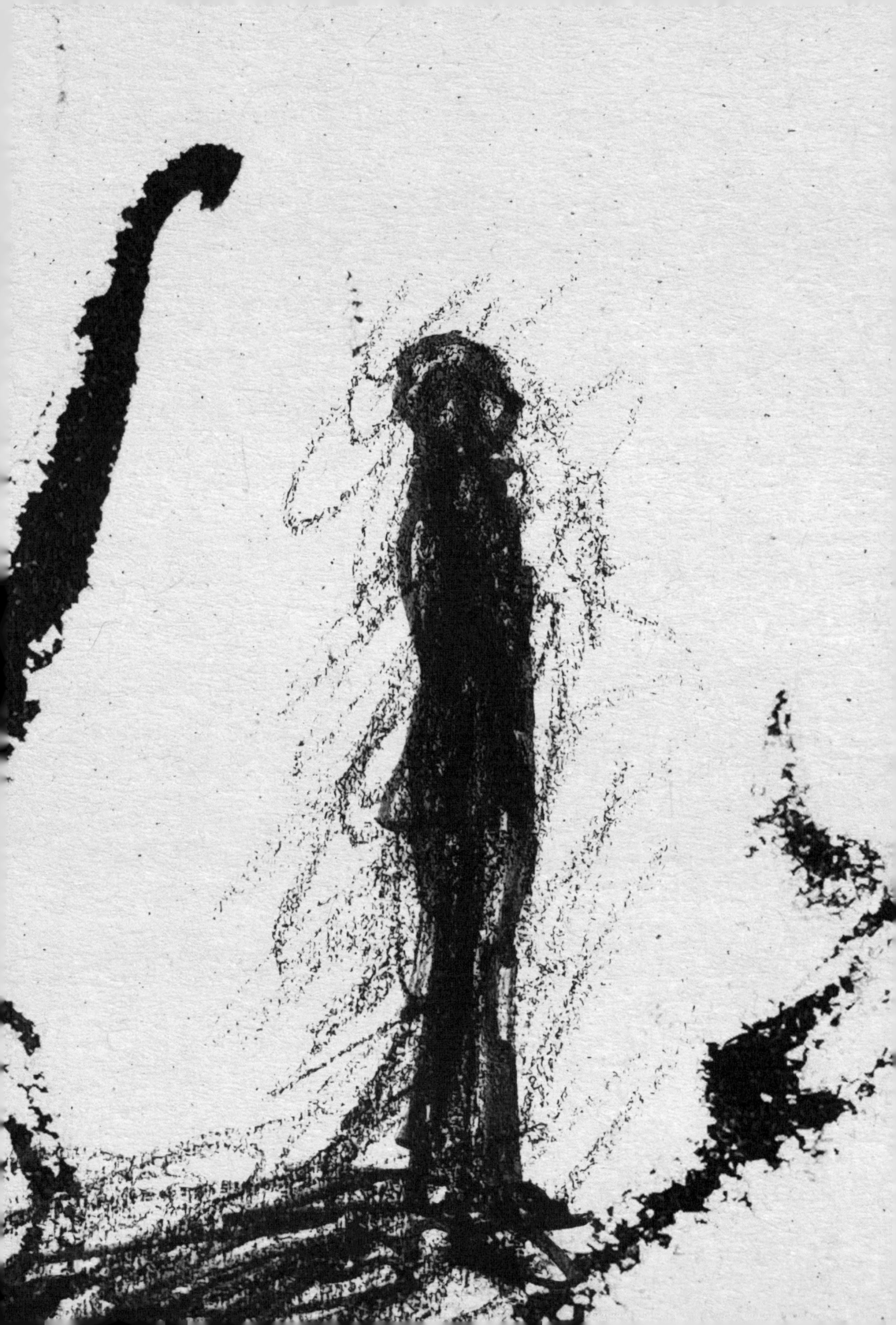

Zwei Städtchen, ganz alltäglich,
so alltäglich wie nur möglich,
und der Alltag läuft so stetig
wie schon für den Vater seines Vaters
und den Vater seines Vaters zuvor.

Dieser Mann
hat dieses Haus
mit bloßen Händen gebaut.

Die vertrauten Worte versetzten ihm einen Stich,
als der Blick des Jungen
auf die eigenen Finger fiel.

Während die Mannsbilder bauten,
schwollen die Kleinstädte an
und ließen die Lichtung schrumpfen,
auf der früher die Orchideen
geblüht hatten.

Der Bürgermeister durchschnitt ein Band,
und die Städter jubelten,
doch der Junge sah zu,
wie sie ins Auto stiegen
und ihr Lächeln verblasste;
wie Auspuffgase die Feldwege trübten,
als auch sie dahin zurückkehrten, wo sie vielleicht
auf ihre Weise einsam waren.

Doch sie pflügten voran,
und sie bauten noch an,
höher und höher,
weil sie dachten,
sie bräuchten mehr.

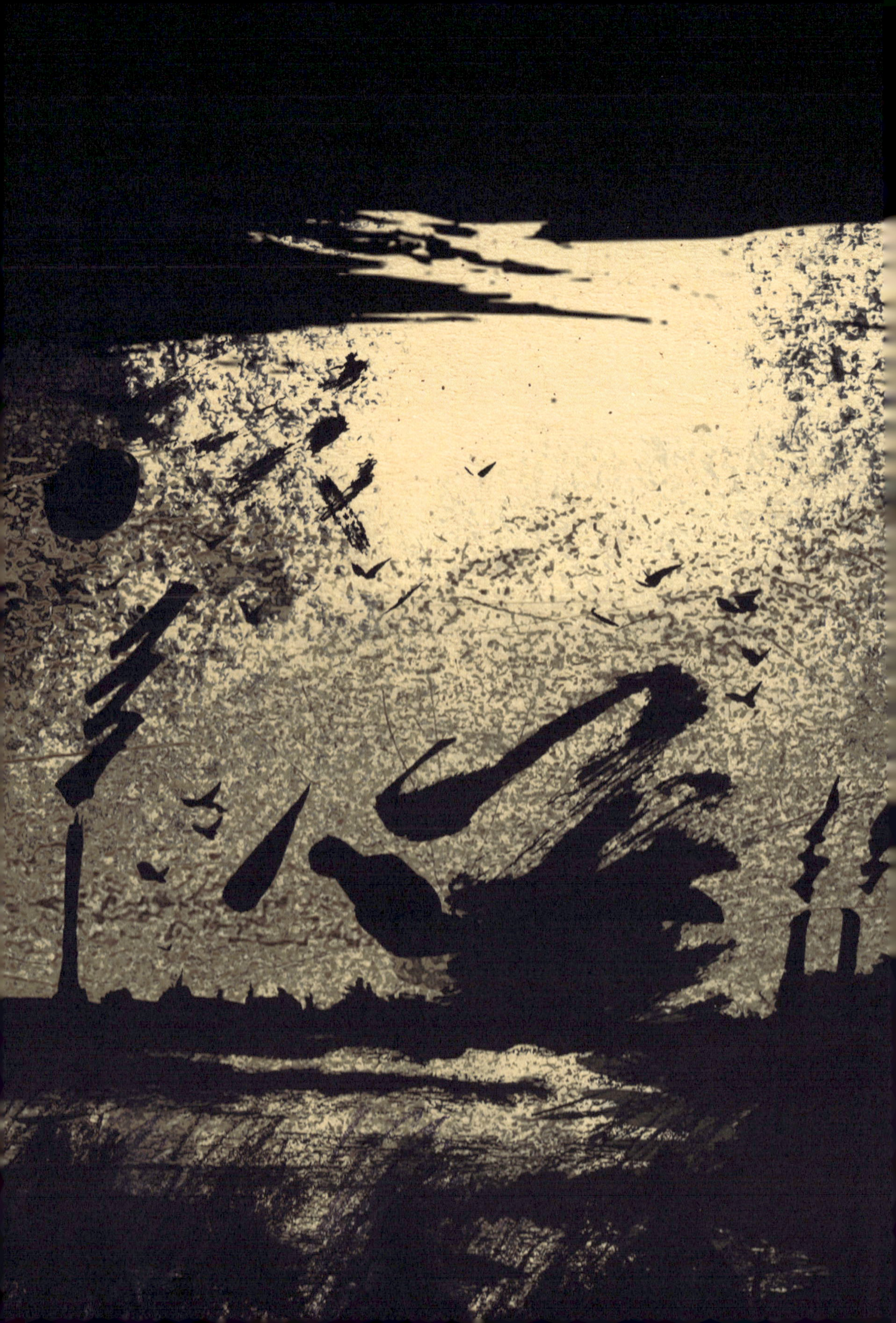

Nichts zu machen,
sagten sie
mit Blick auf die Aue.
Zu feucht für Weizen.
Zu weich für Zement.
Also wurden daraus Parkplätze;
die vom Outlet schon überfüllt.

Für die am schnellsten wachsende Kleinstadt des Landes,
verkündete der Bürgermeister.

Band.
Schnipp.
Applaus.

Über so viel Seltsamkeit
konnte der Junge nur staunen.
Er wusste nie, wo die Grenze war
zwischen dem, was normal war und was nicht.
Nein, gerade über diese Grenze
stolperte er aus dem Nichts;
sie schnürte ihn ein, bis er vollends verheddert
beschämt vor aller Welt baumelte.

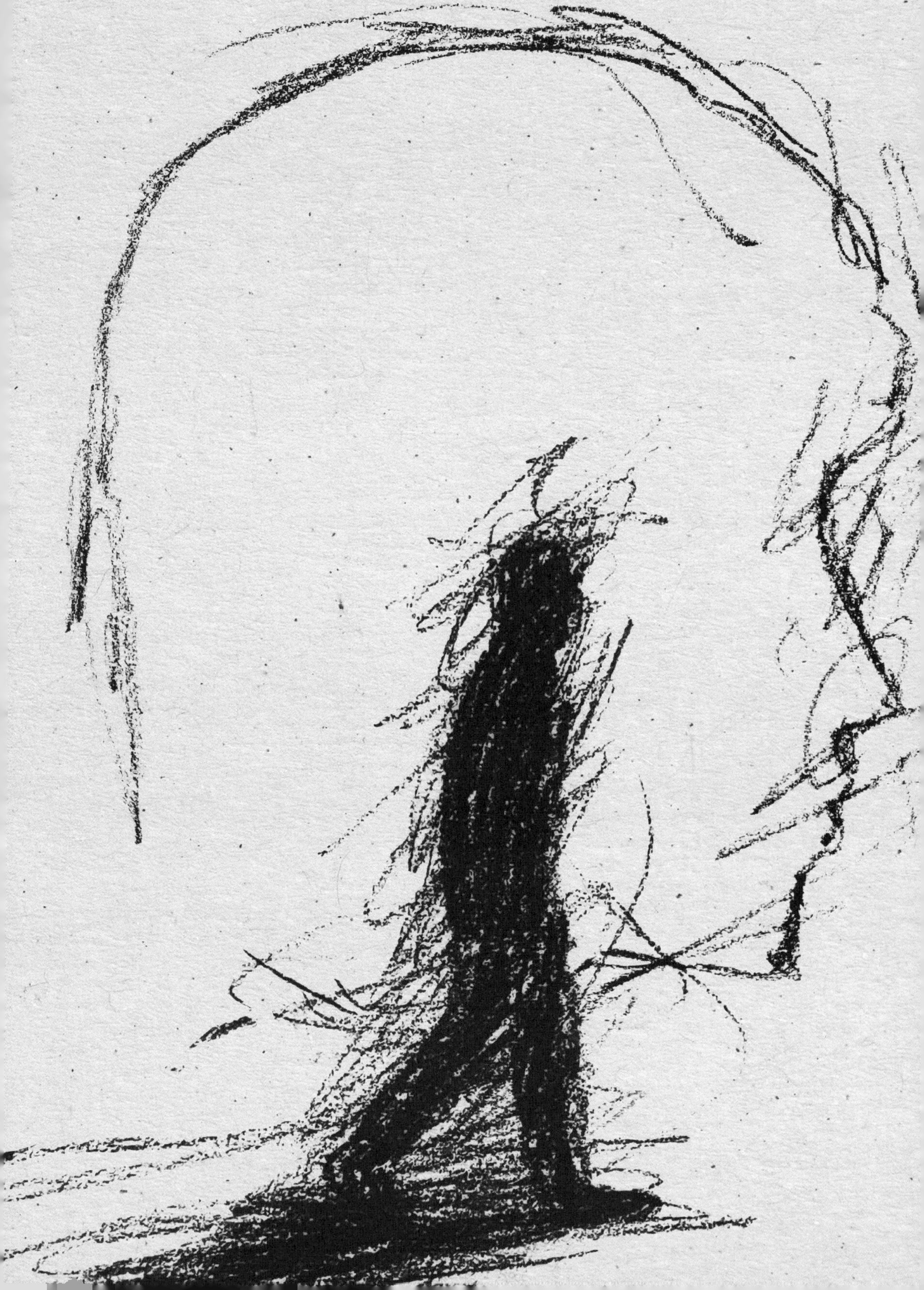

Zu laut,
sagten sie über ihn.
Zu empfindlich.
Zu neugierig.
Zu viel.

Da verstummte er,
und in den Irrungen der Kindheit
ging er verloren.

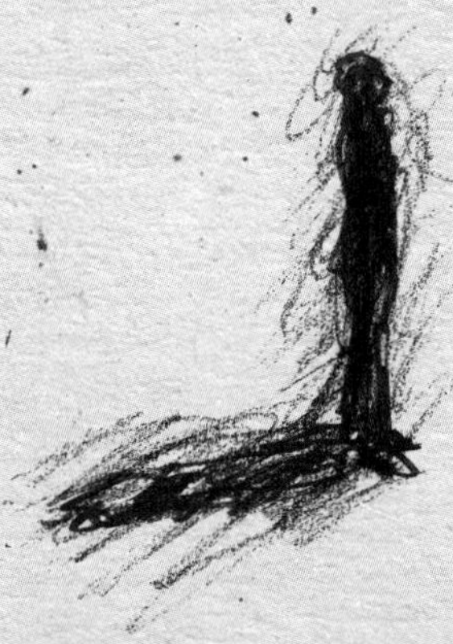

Doch es gibt etwas,
das die Flussauen wissen
und der Haselstrauch und die große, knotige Eibe,
die im Wald unweit seines Hauses wächst.
Die Landschaft murmelt Geheimnisse
aus längst vergangener Zeit.
Doch nicht alle Geheimnisse
sind alt und abstrakt,
manche harren
direkt unter der Oberfläche
und drängen nach draußen.

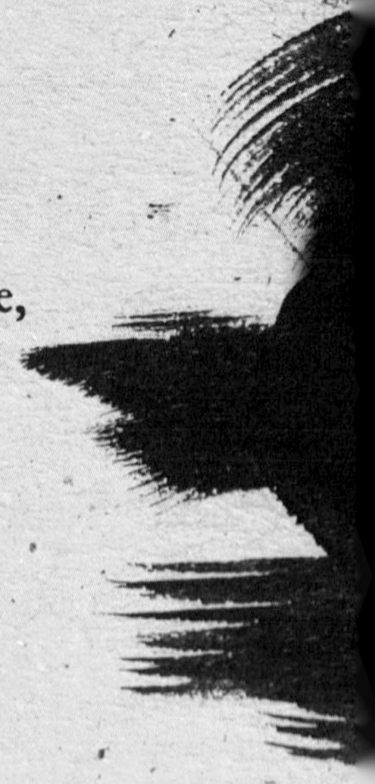

Er wurde wach, bevor der Morgen graute.
Er dachte, er hätte die Lilien
nach ihm rufen gehört,
aber das war ein Traum;
einer dieser Träume,
die echter und wahrer scheinen
als der Tag selbst.
Er wühlte sich aus der Decke
und stahl sich stumm
aus dem Haus,
in dem seine Familie schlief.

Er kannte den Weg.
Den Pfad hinab,
über das Tor,
die Steinmauer entlang,
die direkt in den Wald führt.

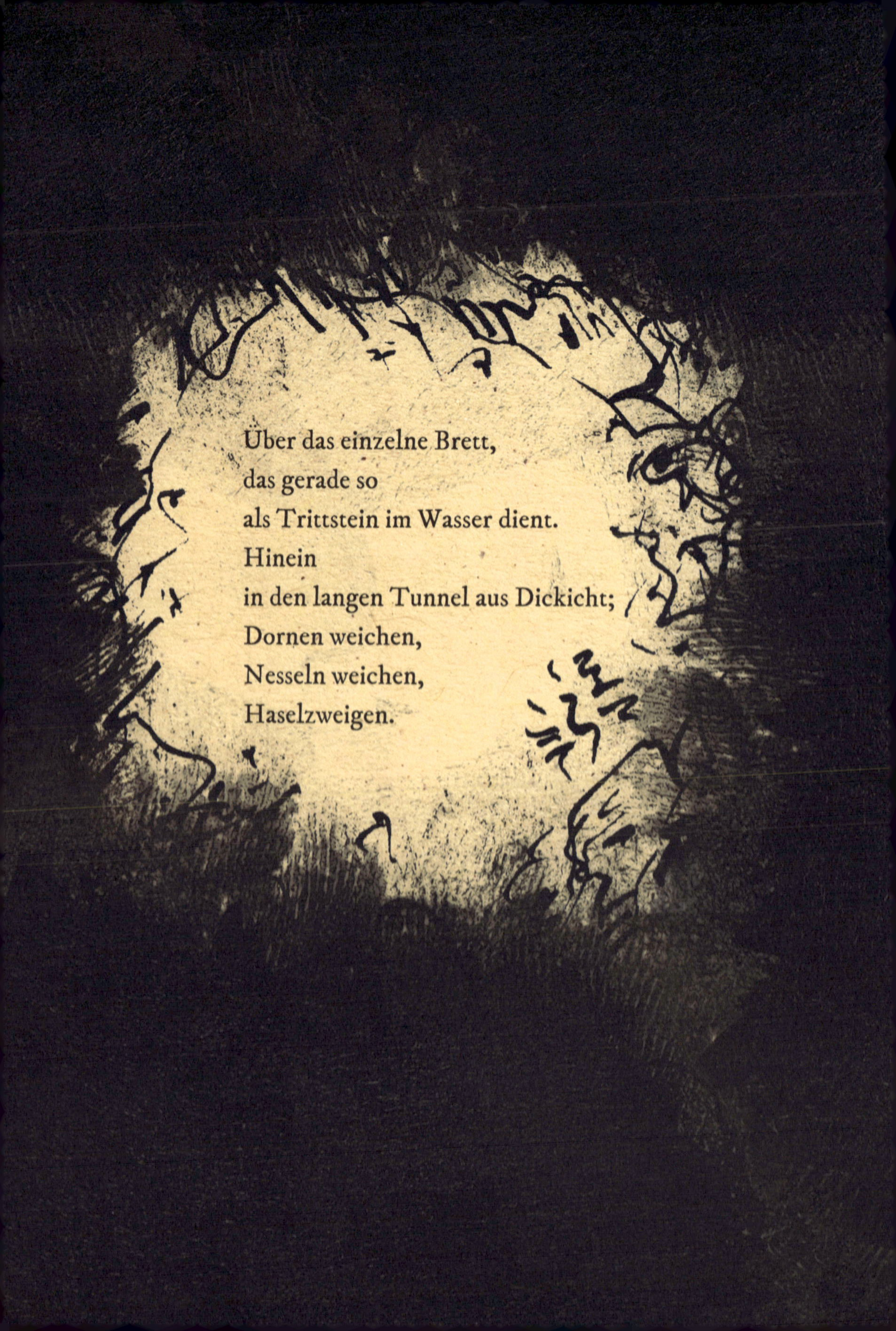

Über das einzelne Brett,
das gerade so
als Trittstein im Wasser dient.
Hinein
in den langen Tunnel aus Dickicht;
Dornen weichen,
Nesseln weichen,
Haselzweigen.

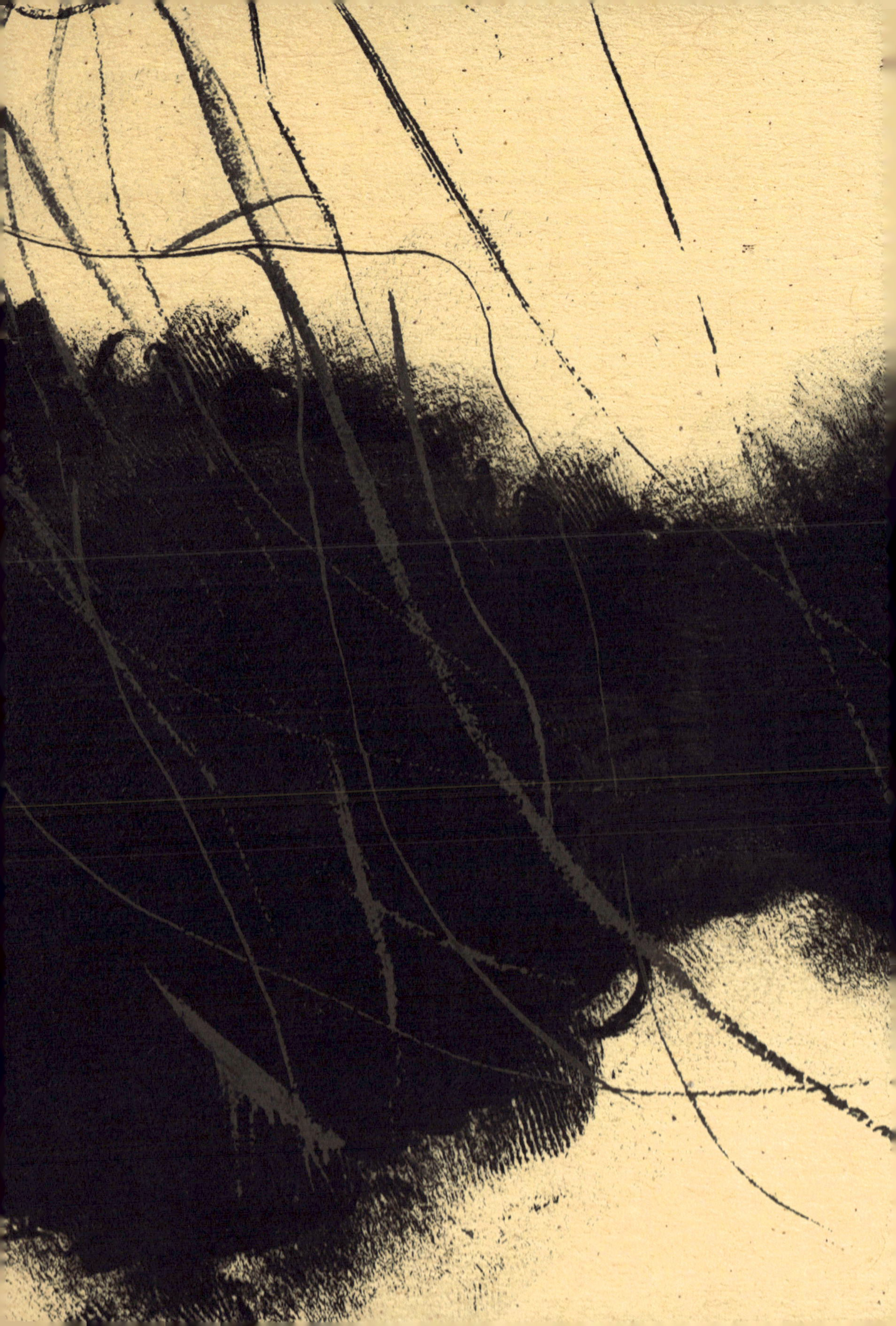

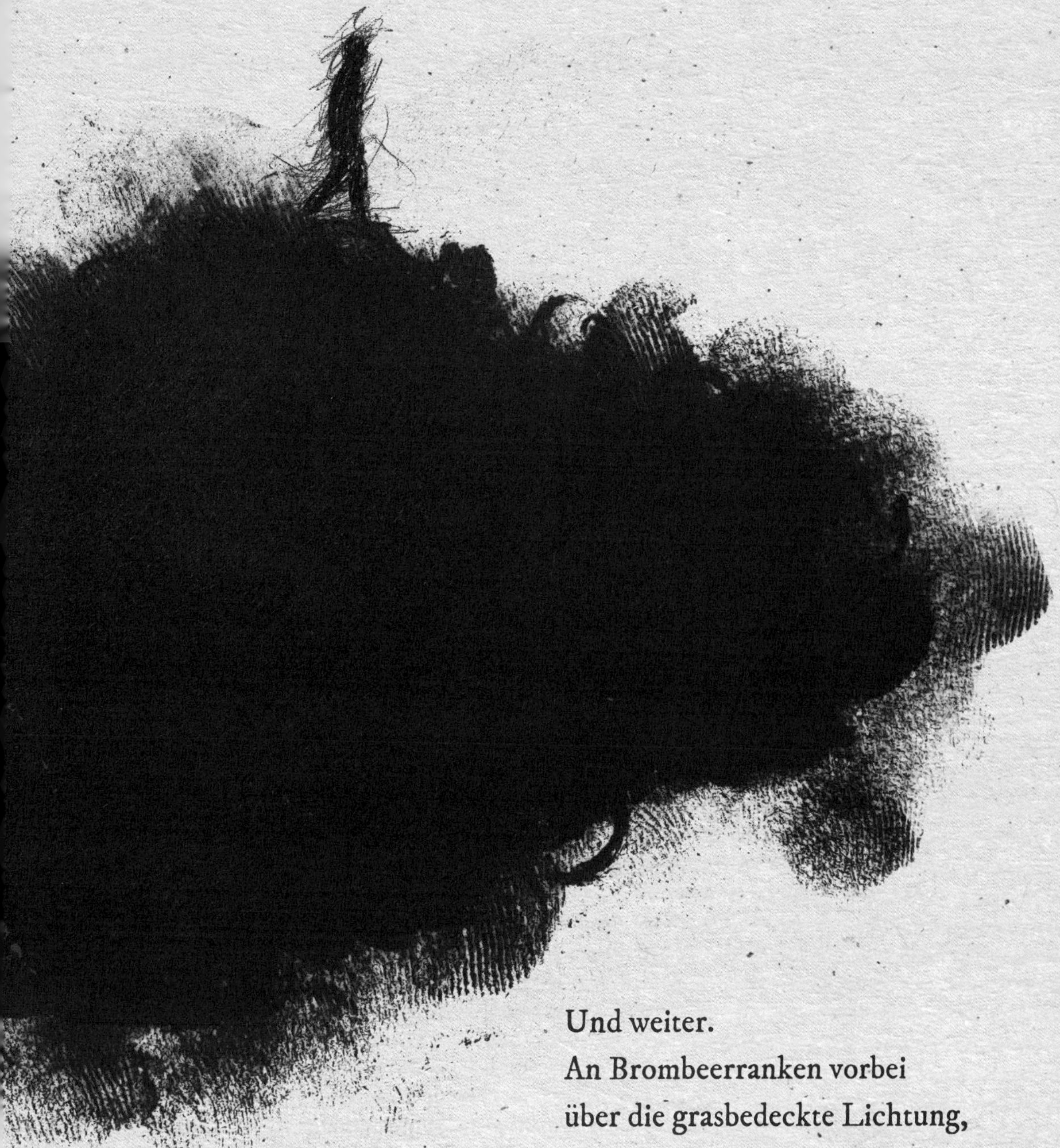

Und weiter.
An Brombeerranken vorbei
über die grasbedeckte Lichtung,
wo die Nachtschatten wachsen.

Dort sah er ihn:
den Gezeichneten Eichenbaum.

Größer als die Bäume ringsum
und von schlichter Strahlkraft
hebt er sich vom Himmel ab,
schneidend
der Schattenriss
seiner kahlen Äste,
eine Krause aus Farnkraut
auf der Brust.
Auffallend in seinem Aussehen,
seltsam in seiner Schönheit,
maskulin und doch
mütterlich.

Der Junge blieb stehen,
angezogen vom
König des Waldes.

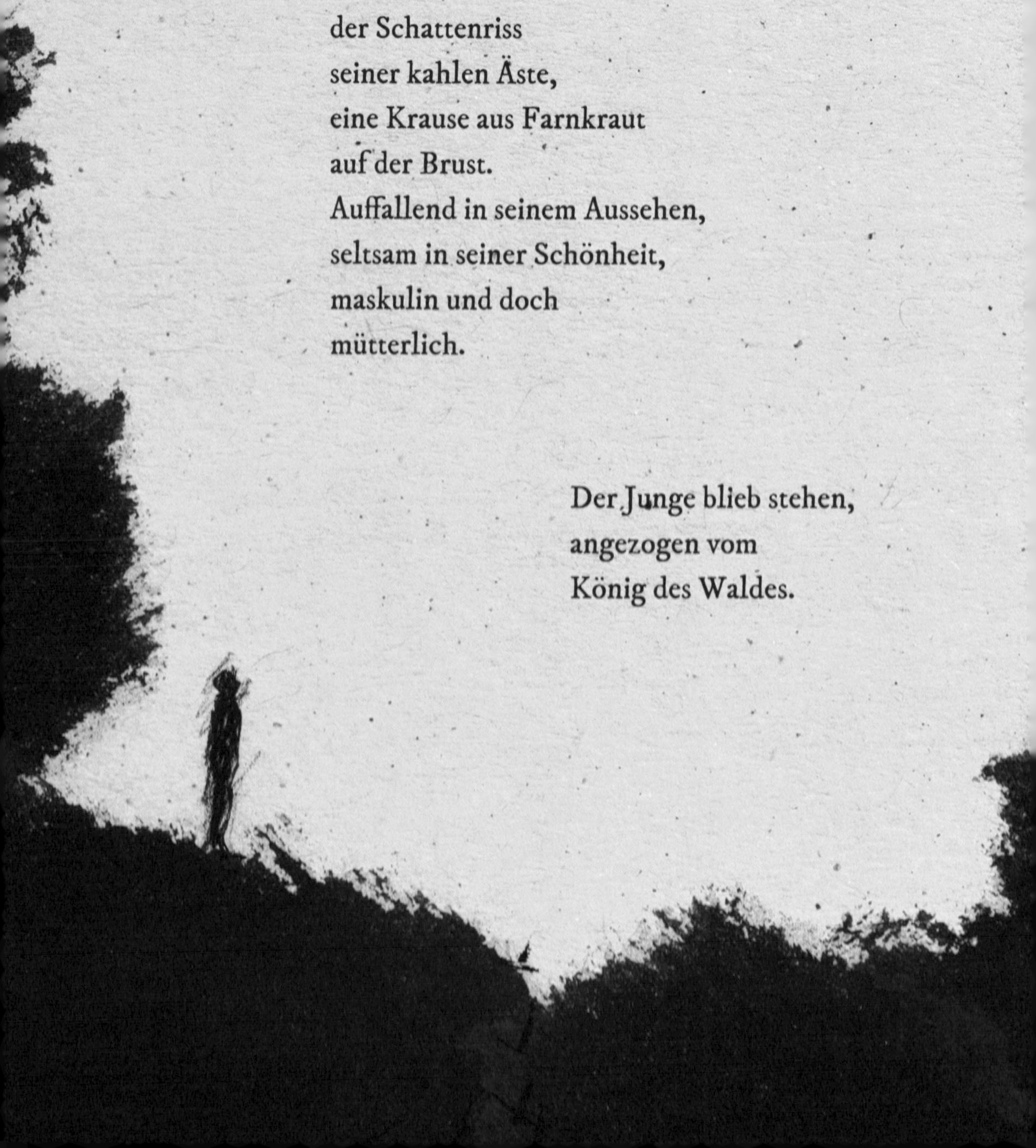

Stocksteif
starrte der Junge hinauf
zu dem uralten Wesen,
das himmelwärts wuchs.
Mit geballten Fäusten
und zaghafter Stimme
sprach er zum Firmament
aus Nestern, Moos und Blättern
und versuchte es mit
Hallo?

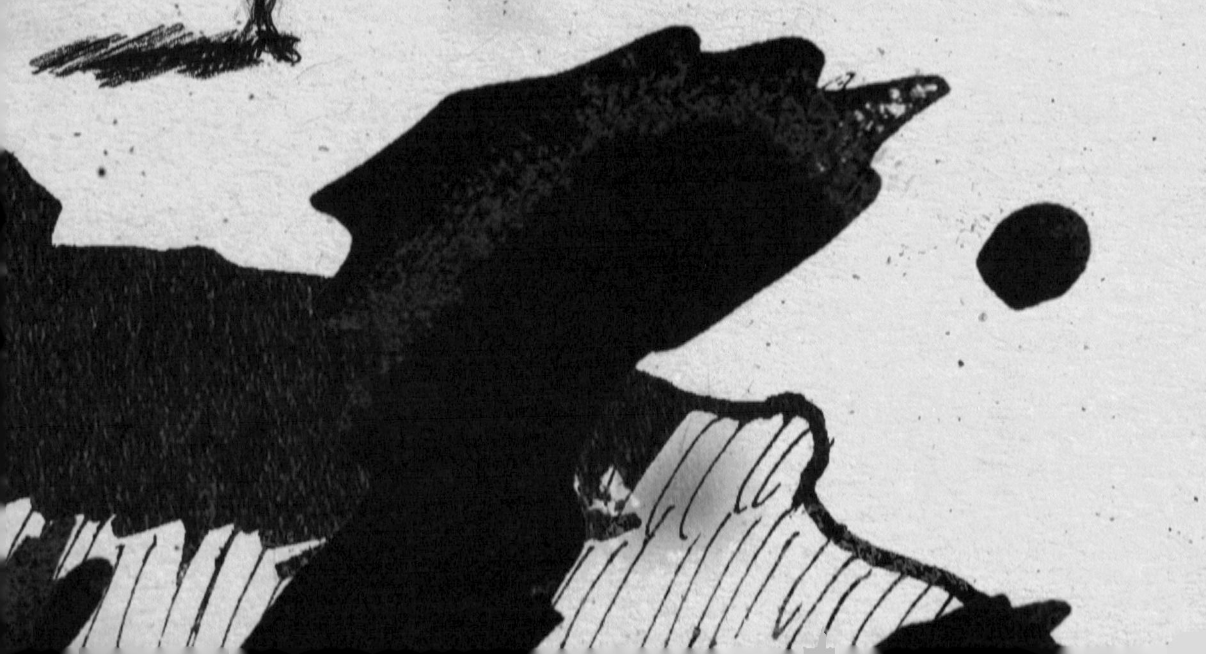

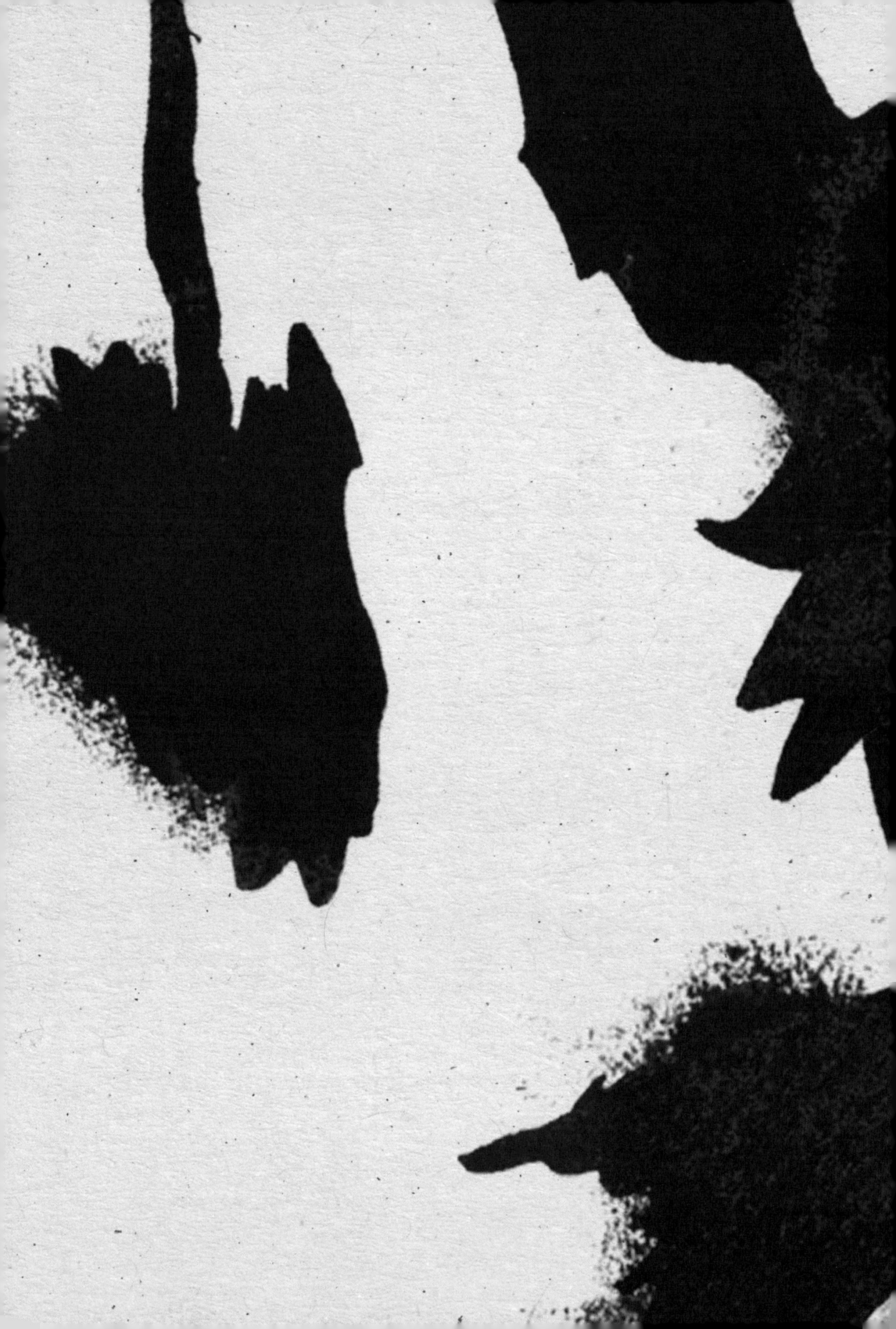

Und als käme sie
tief aus seinem Inneren
und hallte zugleich
auf der Waldlichtung wider,
grollte eine Stimme:

Hallo auch meinerseits.

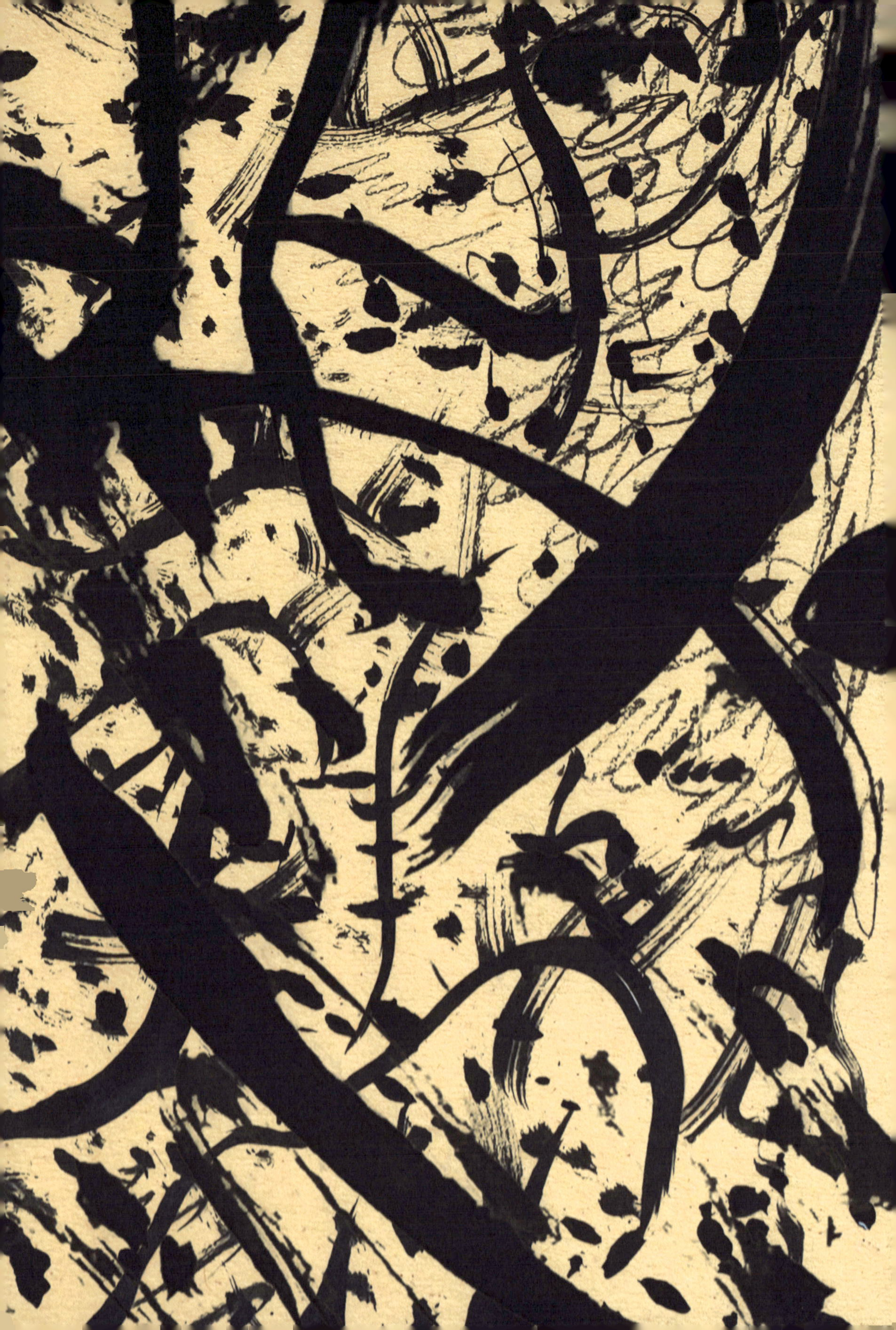

Erschrocken
suchte er
im Grün
nach der
Quelle des Geräuschs,
fand sie aber nicht.
Kein Gesicht, keine Augen, kein Mund.

Dann,
auf einmal,
von den höchsten Ästen,
rauschte
ein Rascheln
die Rinde herunter.

Genau so war es.

Was soll man auch sagen,
wenn man sich auf einmal
mit einem Baum unterhält?

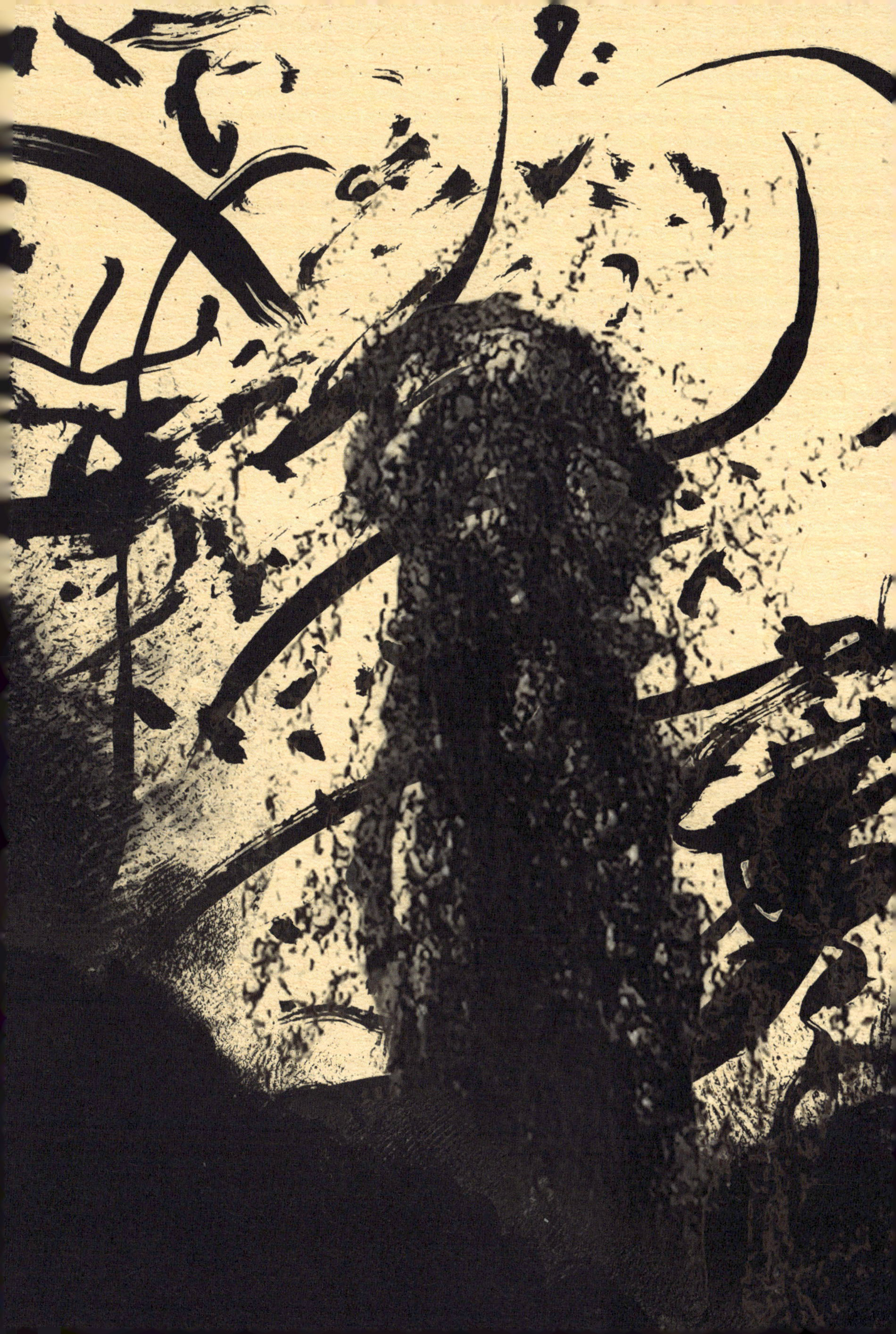

Ich,

ich,

stammelte der Junge.

Kommt da

noch was?

Der Stamm der Eiche
schien zu
schmunzeln.

Der Junge nickte.

Äste
senkten sich
sanft.

Ich höre.

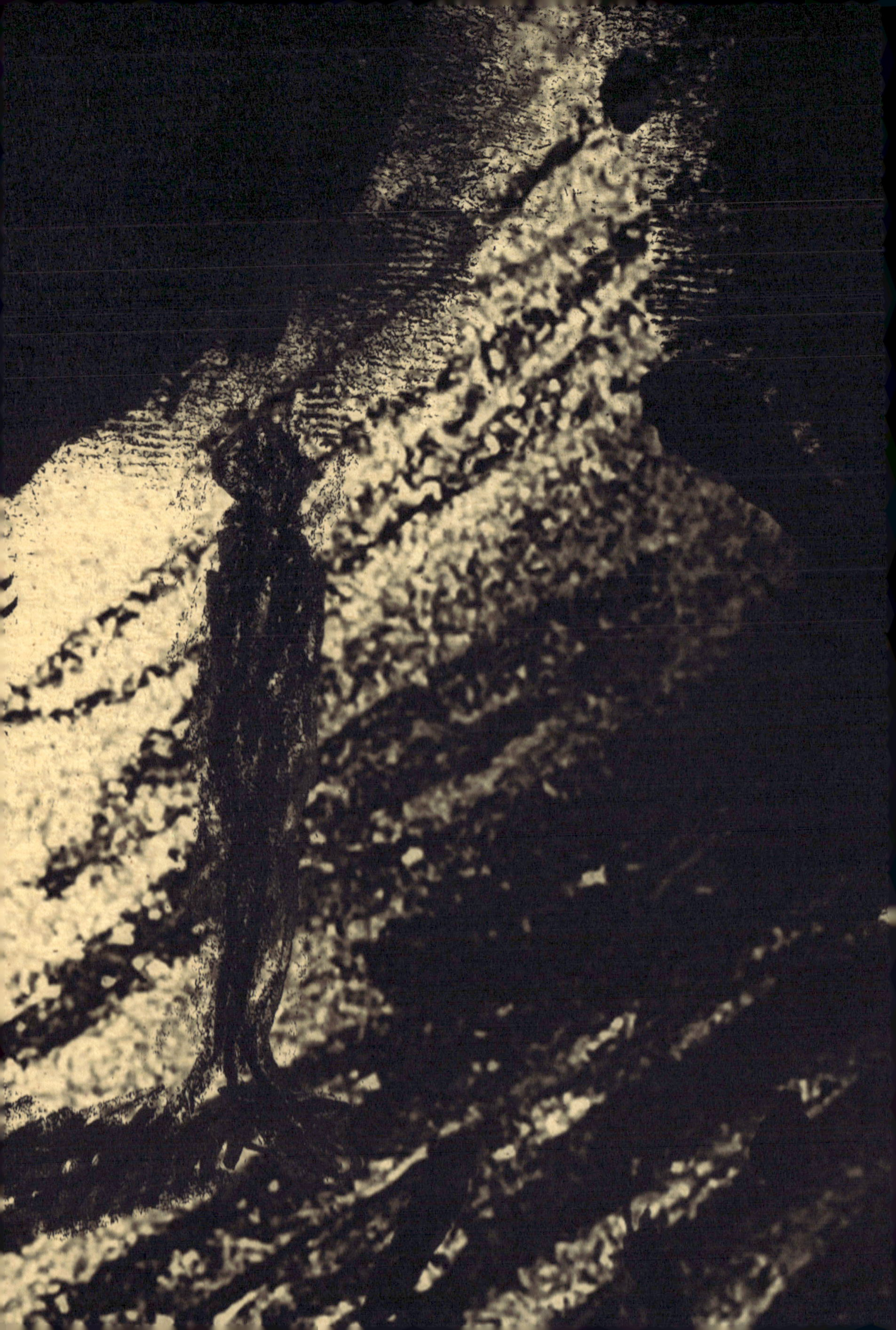

Ich

will

einfach.

Worte
versagten;
er suchte
in den Nebelschwaden.
Haut warm
in der Winterluft.

Ich will einfach

genauso

sein

wie alle anderen.

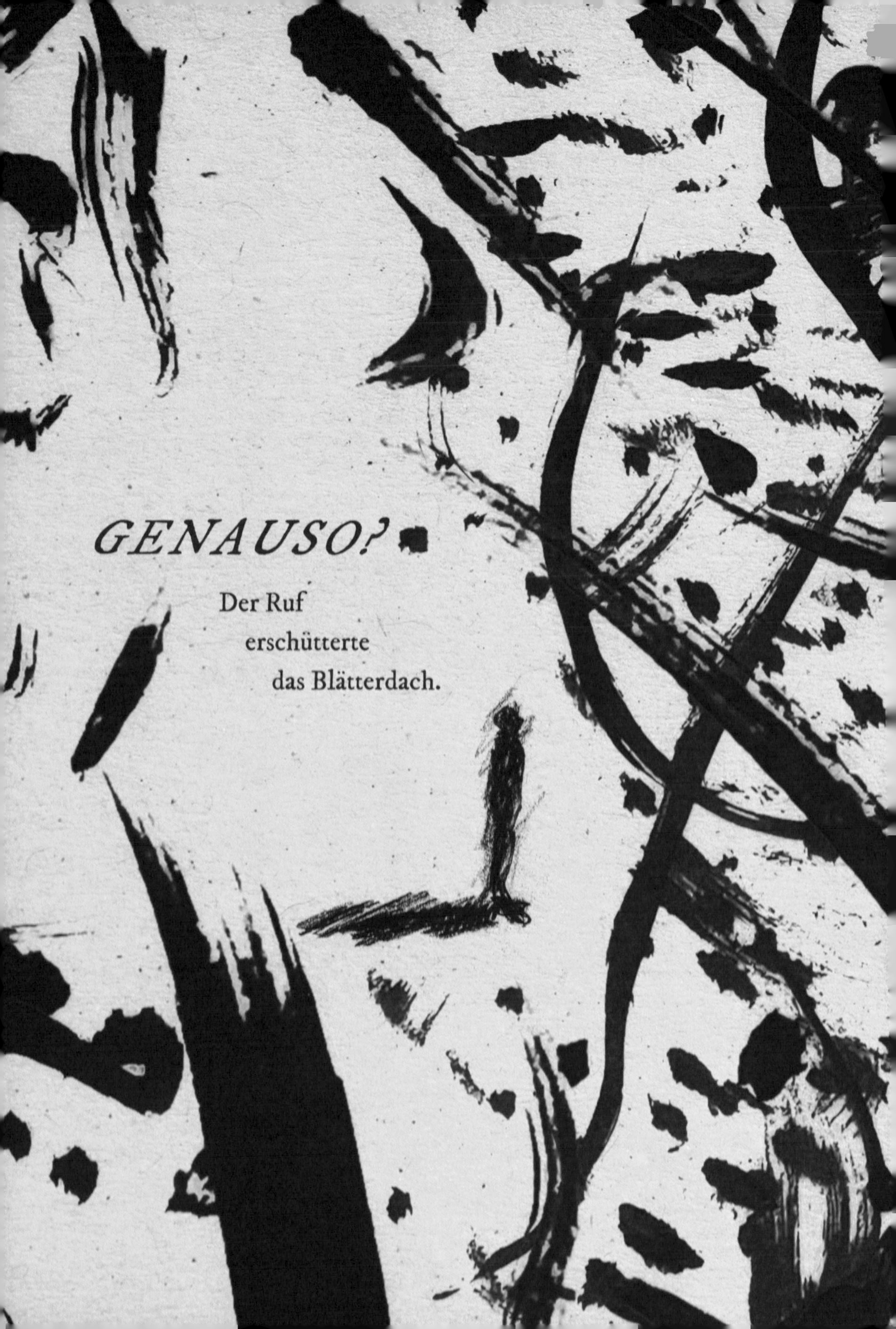

GENAUSO?

Der Ruf
erschütterte
das Blätterdach.

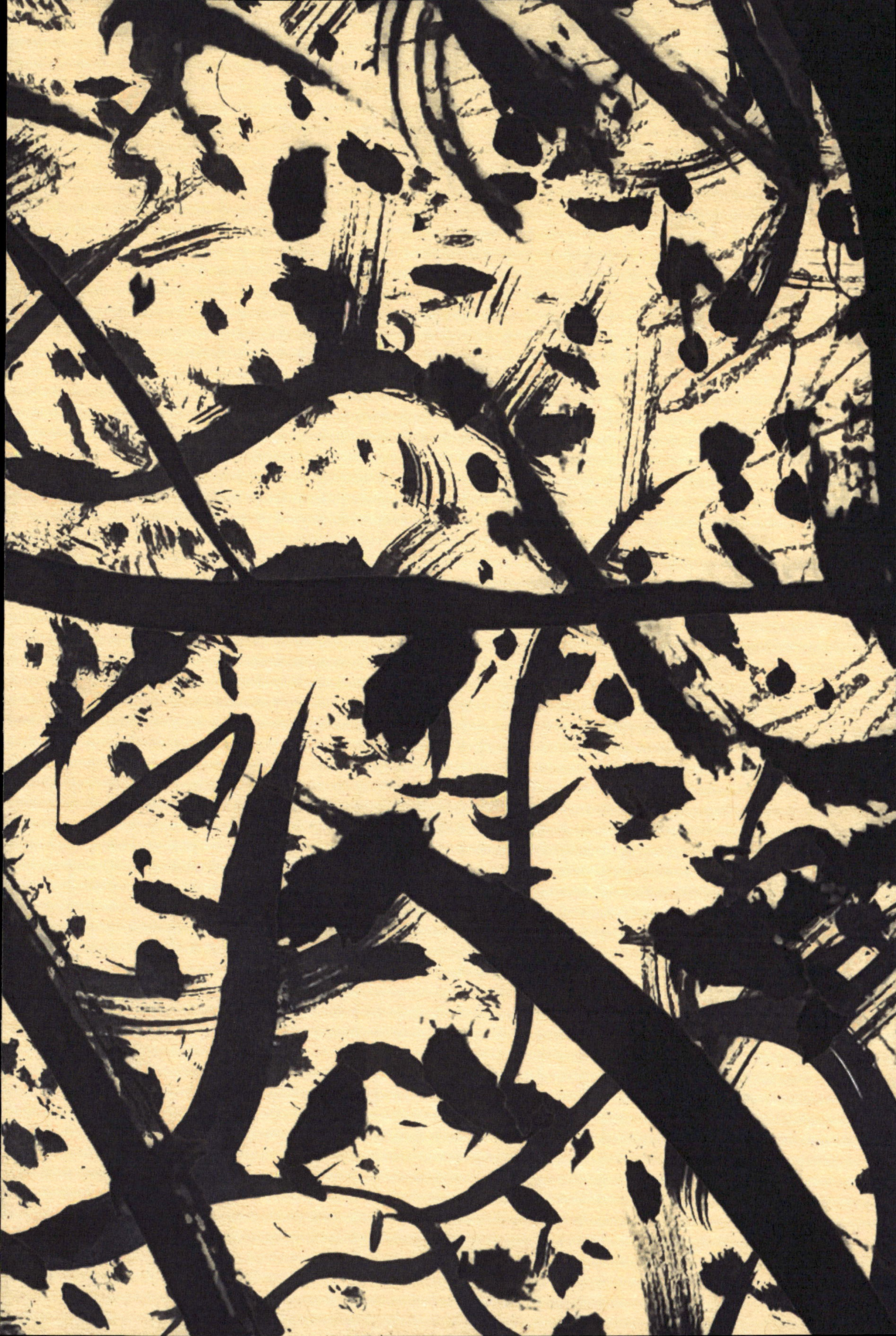

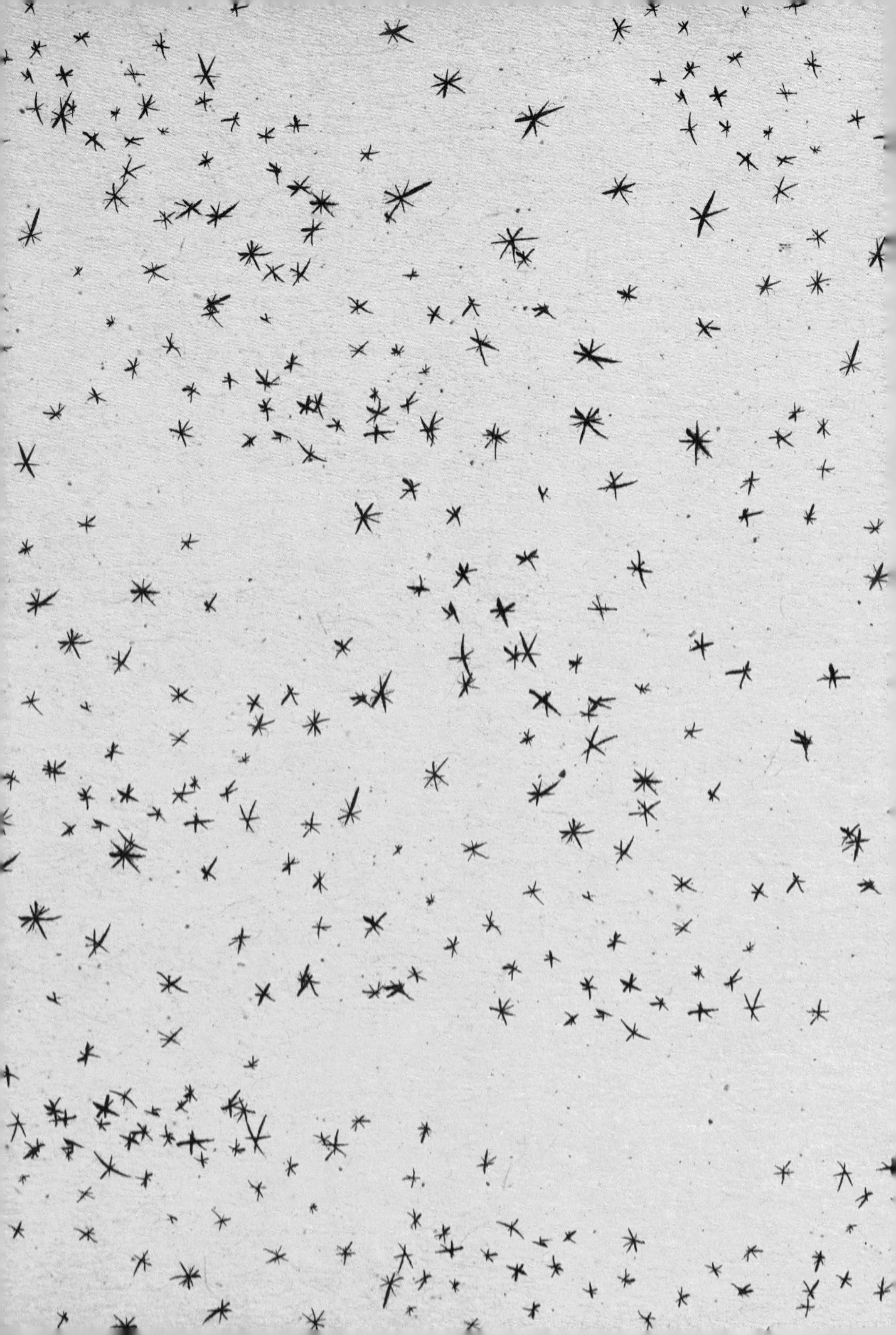

WARUM, BEI
DEN STERNEN,
SOLLTEST DU
GENAUSO
SEIN WOLLEN?

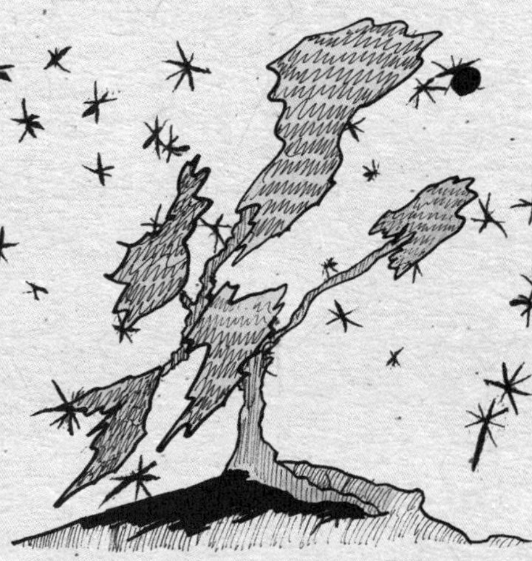

Der Junge hatte sich noch nie so klein gefühlt.

Er senkte den Blick
und stupste gegen die Blätter.

Ich will nicht,

flüsterte er dem Waldboden zu,

mehr
ich
sein.

Und die Äste antworteten sanft:

Aber das bist du, mein Kind.

Schweigend saß er da,
und es fühlte sich an,
als verginge sehr viel Zeit,
während ein Spatz
sie mit zunehmendem
Argwohn beäugte.

Weidenflausch,
windgebauscht,
kam am groben Boden auf.

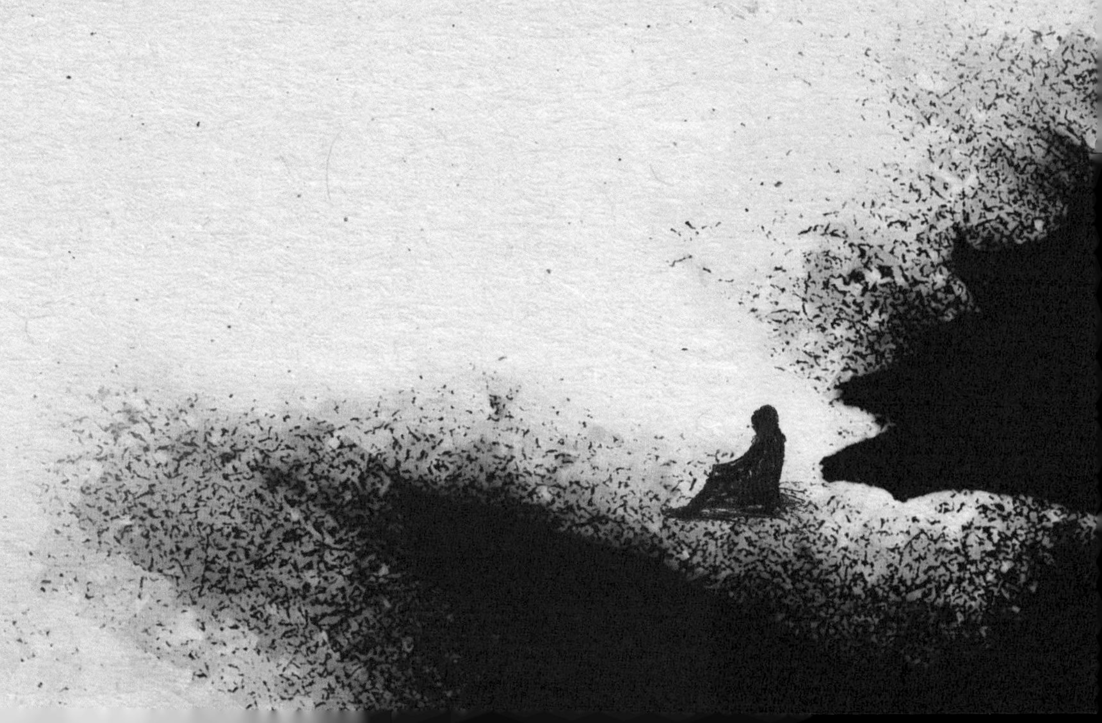

Schau mal da drüben.

Der Eichenbaum schwang
einen moosbewachsenen Ast.

Was siehst du?

Dutzende identischer
Bäume umgaben sie,
viel kleiner als
der neue Freund des Jungen.

Alle gleich hoch.
Alle gleich berindet.
Alle gleich.

Er sah genauer hin:
Ein Stammschutz aus Plastik,
Jahre vorher vorsorglich angebracht,
begradigte sie.

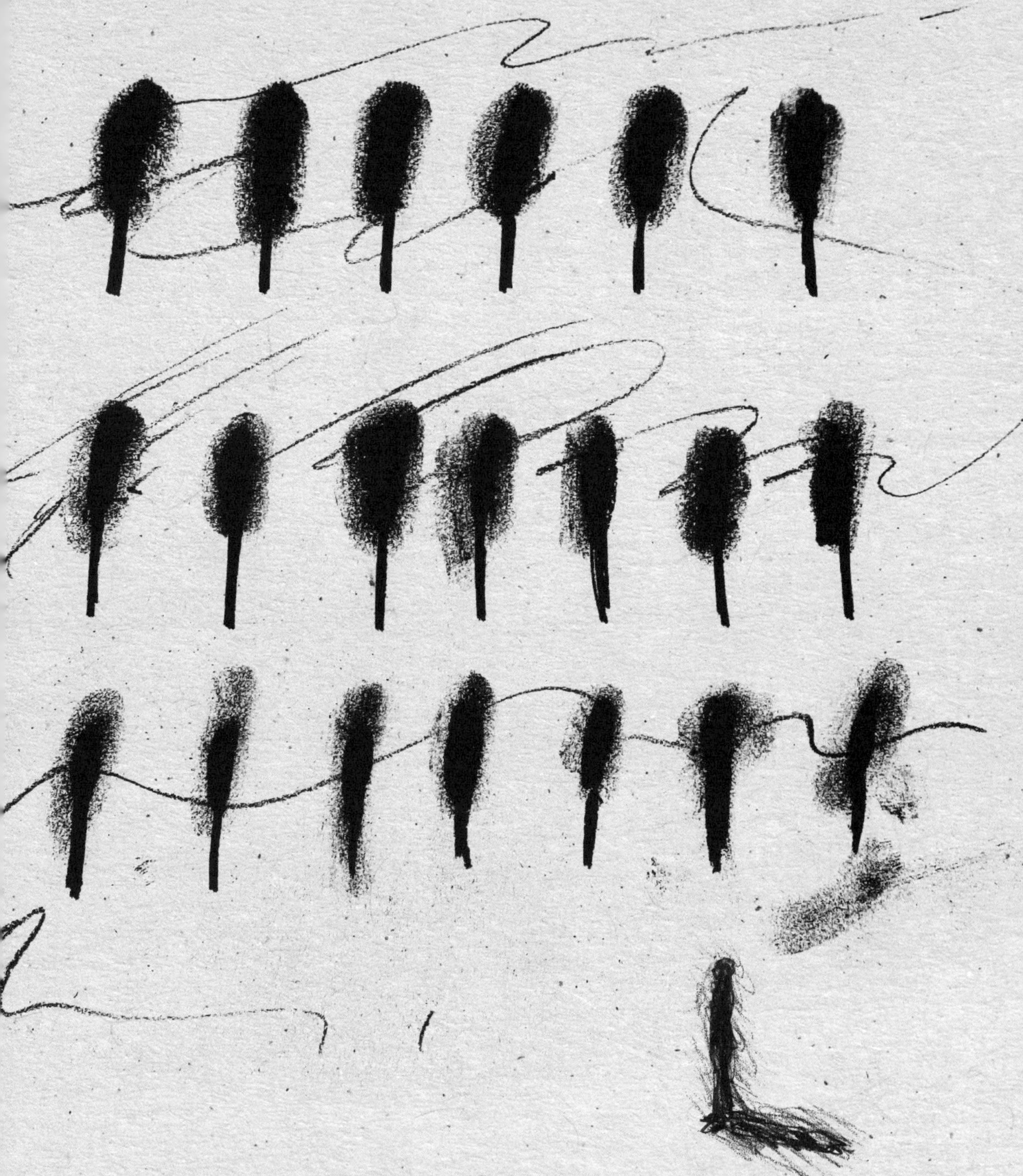

Willst du wirklich genauso sein?,
fragte der Gezeichnete Eichenbaum.

Der Junge rang
nach Worten
und deutete aus dem Wald
Richtung Kleinstadt.

Sie haben Angst,
sagte die Eiche.
Sie kennen es nicht anders.

Traurigkeit
hing zwischen ihnen
wie der Efeu im Geäst.

Der uralte Baum zeigte nun
auf ein weiter entferntes
Feld, das durch die Büsche kaum zu sehen war;
der leblose Boden trug die Narben
jahrelanger Übernutzung.

Menschen mögen Dinge nicht, die sie nicht verstehen,
sagten die Blätter.

Wie mich,
flüsterte der Junge.

Wie die Natur,
ergänzte der Baum.

Eine Brise pfiff
durchs Unterholz,
und seine Mutter
machte sich sicher schon Sorgen.

Mit einer Verbeugung vor der aufgehenden Sonne
bedankte er sich bei der Eiche.
Auch der mächtige Baum neigte die Zweige,
und mit einem tiefen Seufzer
lief der Junge
zurück,
zurück Richtung Kleinstadt.

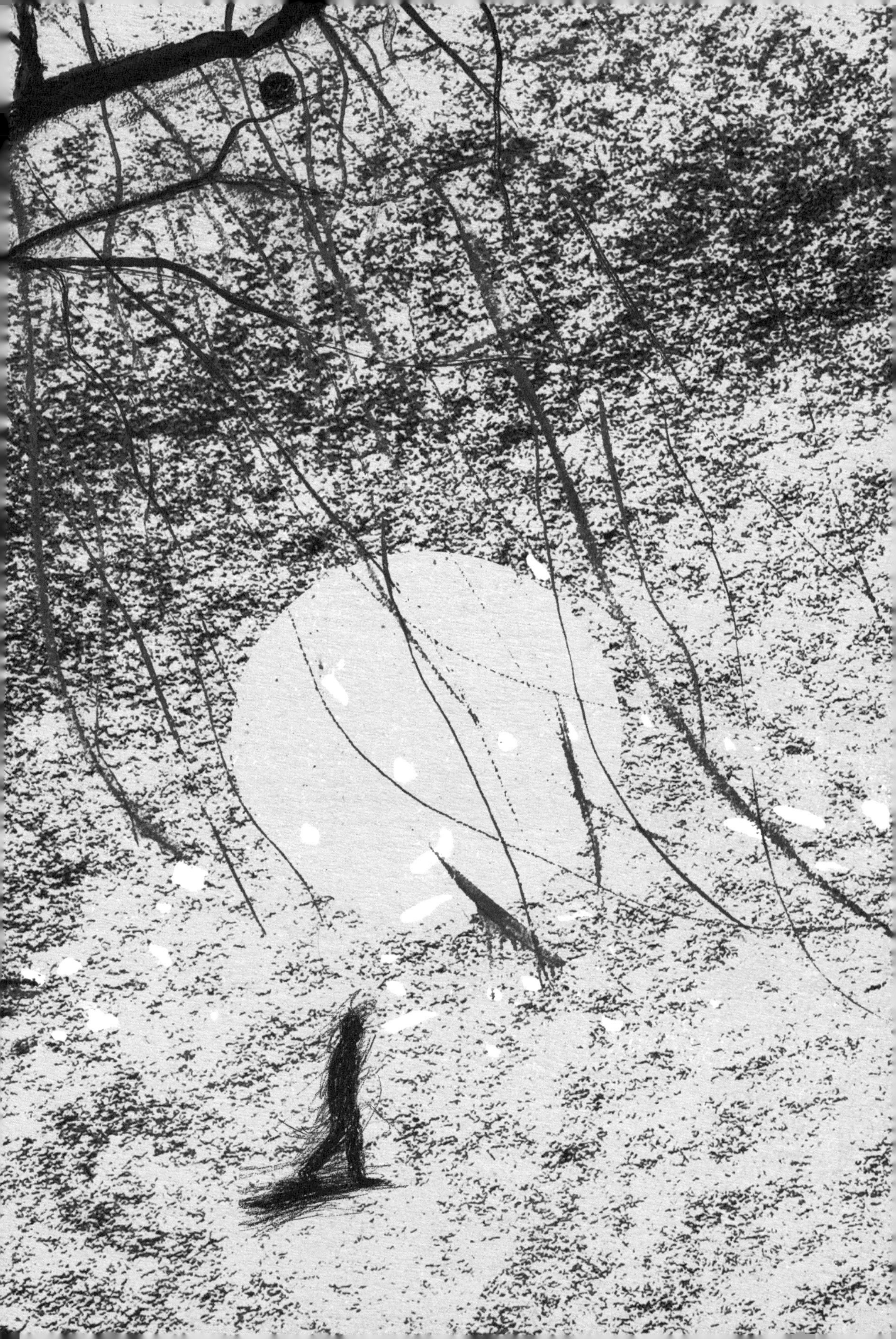

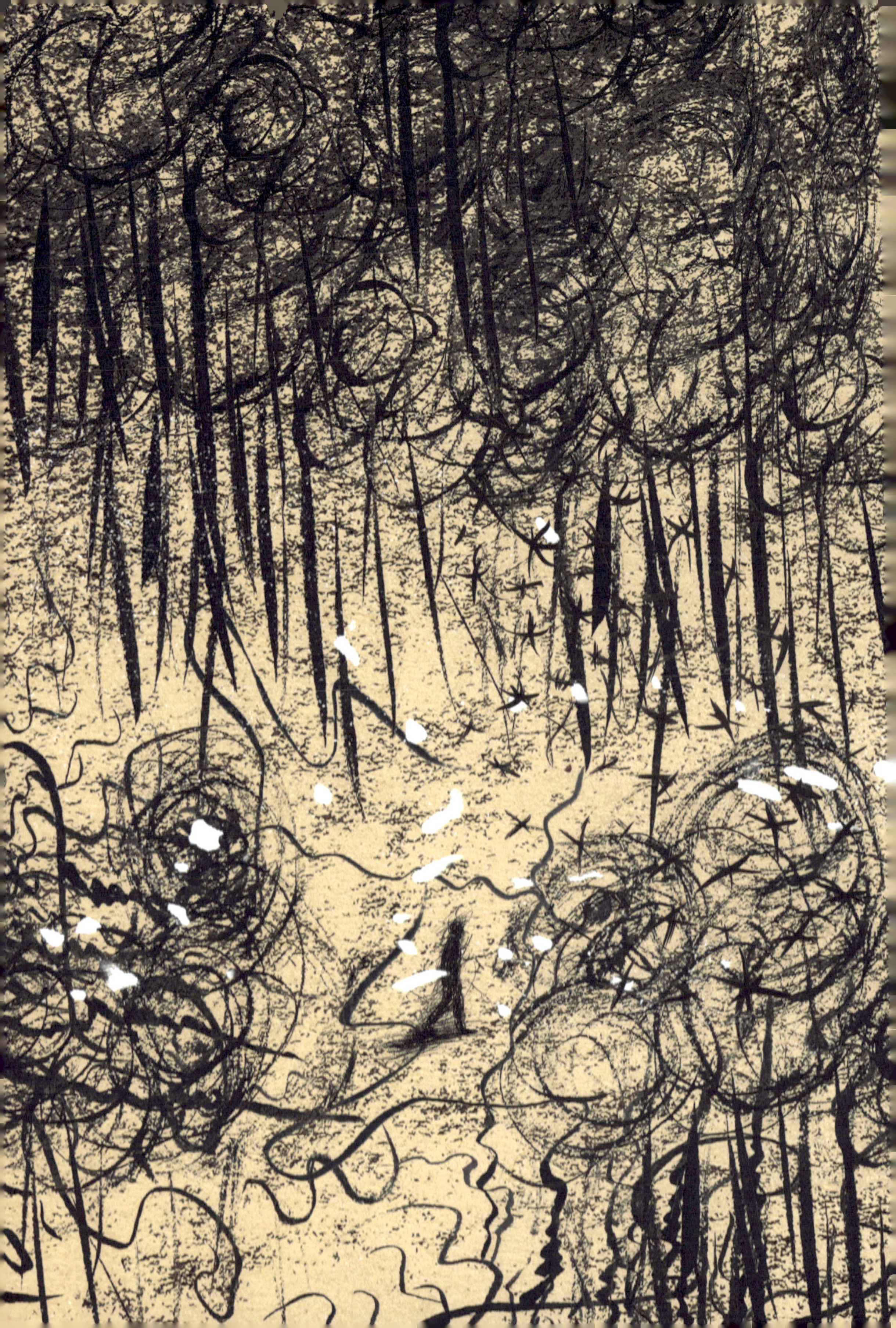

Kleine grüne Sprosse
barsten
aus der Blätterschwere
frühlingsdichter Beerensträucher,
und als er ging,
begann sein Blick zu wandern,
und er wollte noch nicht nach Hause.

Eine Wind- und
Blütenböe tanzte vorbei,
neckte ihn.
Er hinterher.
Finge er nur ein einziges Blütenblatt,
hätte er einen Wunsch frei,
und Wünsche hatte er viele,
doch es
kreiselte
knapp außer Reichweite,
und während es flog, führte es ihn
tänzelnd und taumelnd
auf ein Feld.

Die Blüte
fiel

in ein
endloses, endloses Grau
aus Reifenspuren auf sprödem Grund
und Jahre vor ihrer besten Zeit
gefällter Bäume,
und das weiße Blütenblatt
klebte matt
an menschengemachten Schuhen.

Hallo,
flüsterte er
in die Düsternis.

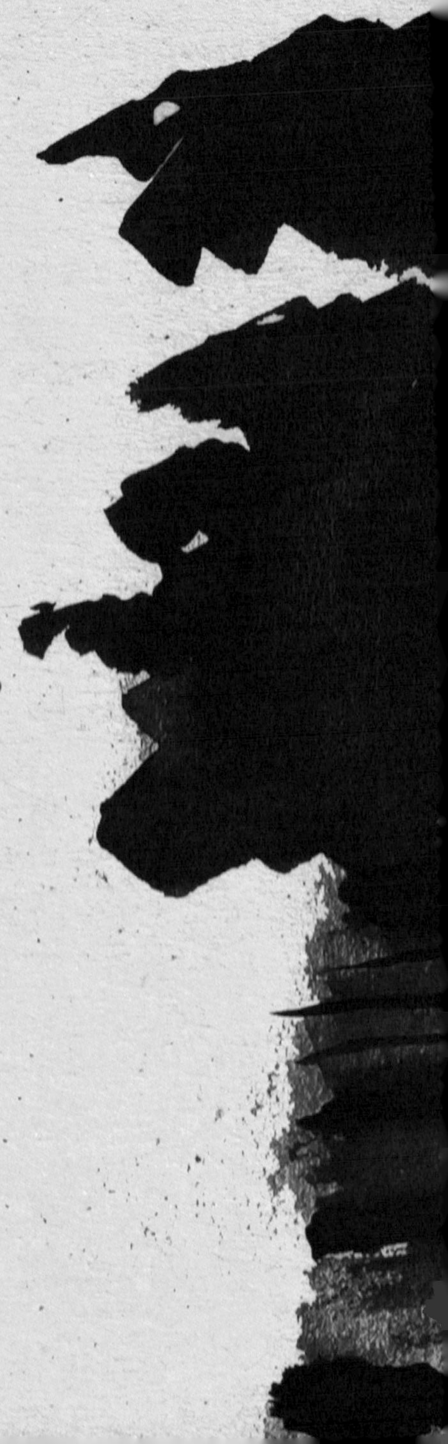

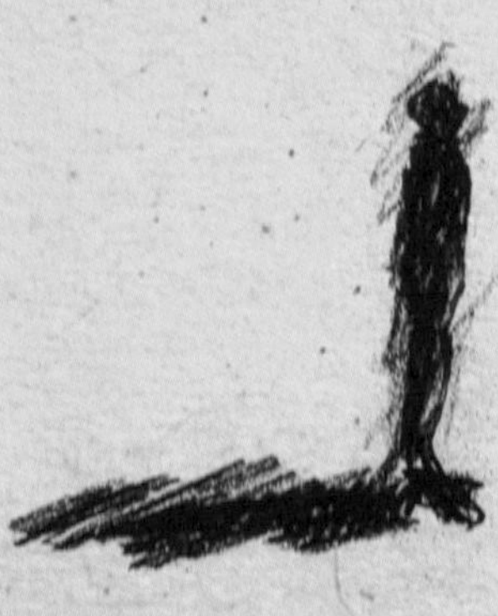

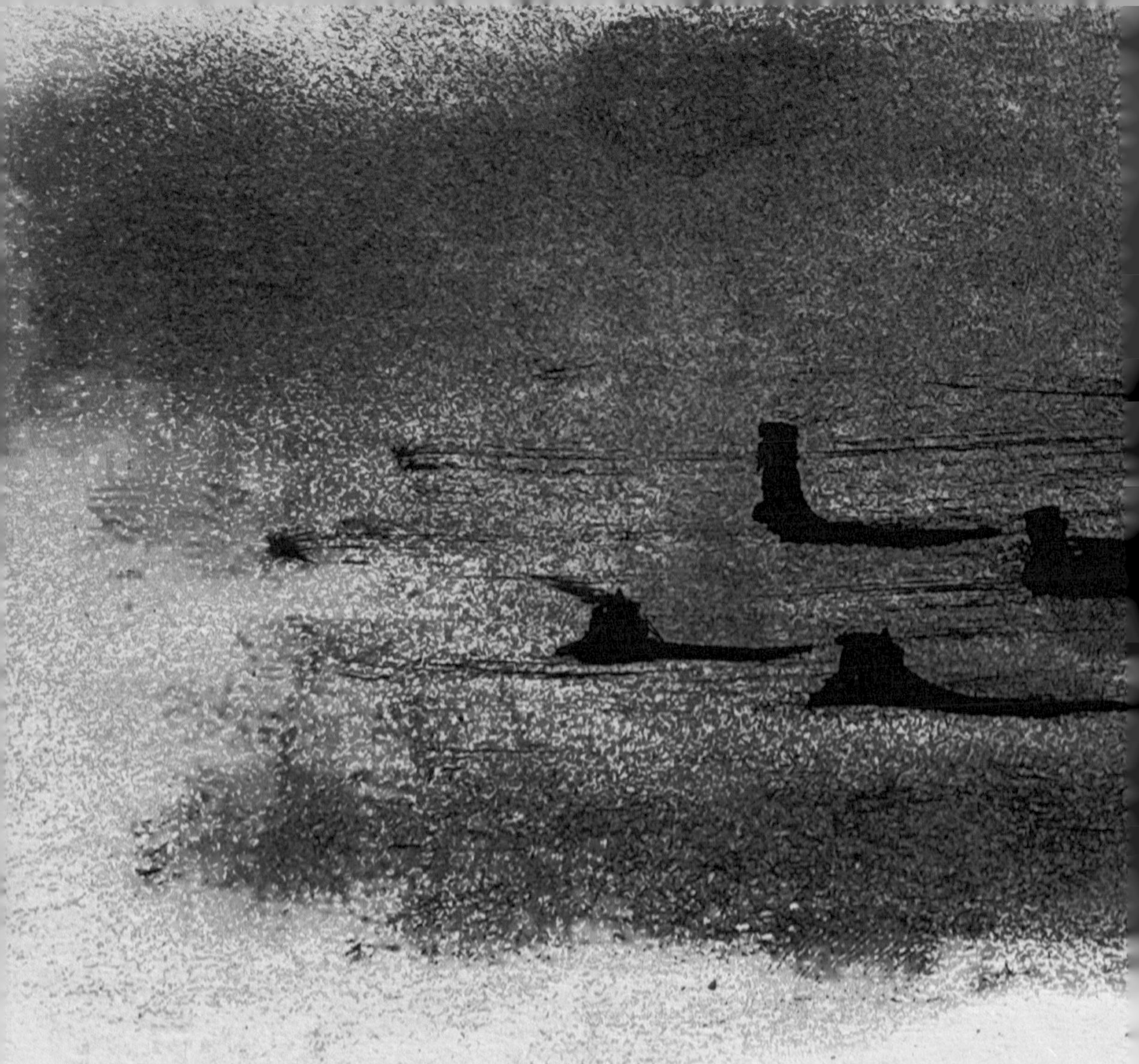

Doch es kam keine Antwort.

Stille.

Nichts.

Keine Pflanzen,
keine Bäume.
Nur verkohlte Stämme
in endlosem Grau.
Der Boden rau und rissig,
flach flach flach, so furchtbar flach,
so flach, dass es dem Auge weh tat.
Im Distelgerippe verhakte Plastiktüten;
zerdrückte und weggeworfene Bierdosen.

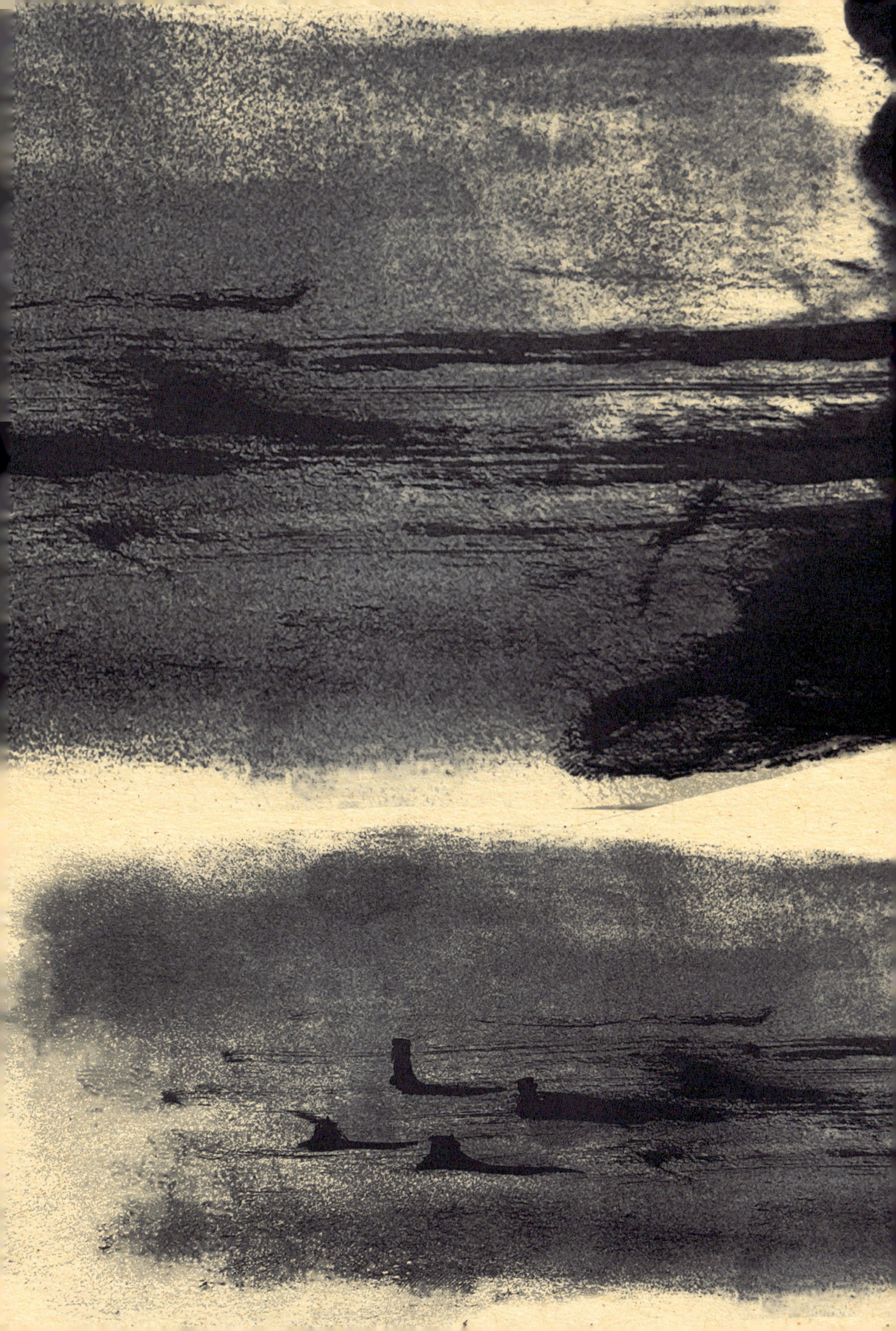

Und dann
spürte er es:
ein Schaudern.
Der Boden
ächzte.

Hallo?,
rief er,

doch es kam keine Antwort.

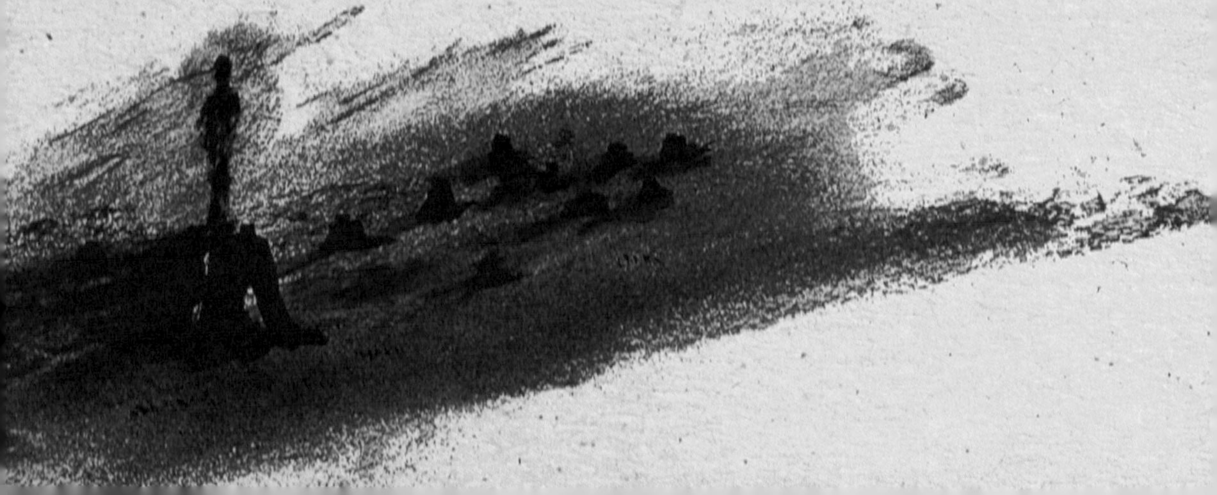

HALLO?

Er rief lauter.

Ist da wer?

Ein Heulen fegte über die Einöde,
erfasste Kronkorken und Schutt,
rauschte über abgesägte Stümpfe.
Splitt schnitt Haut.

Der Horizont wogte,
und der Himmel weinte Blütenblätter.

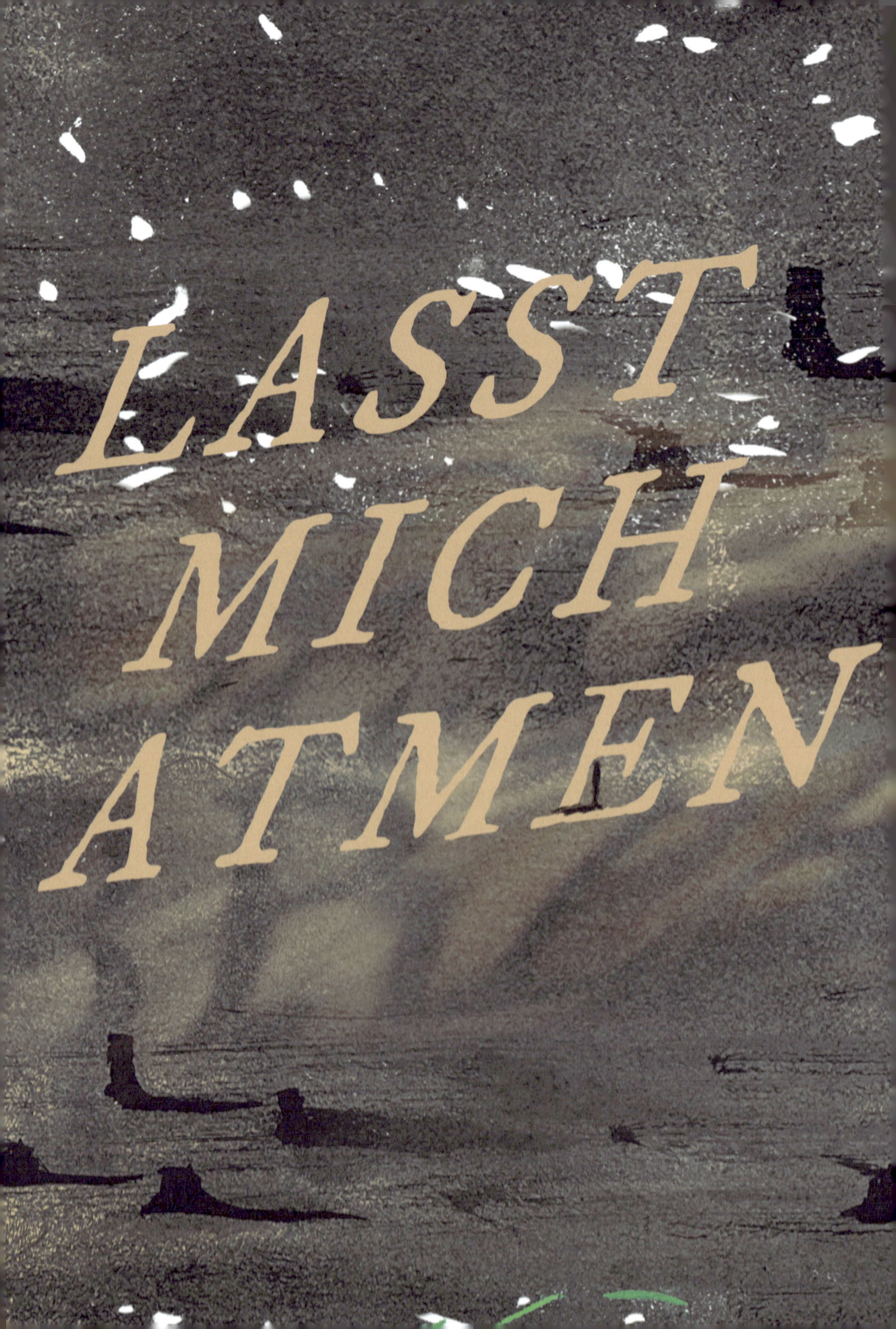
LASST
MICH
ATMEN

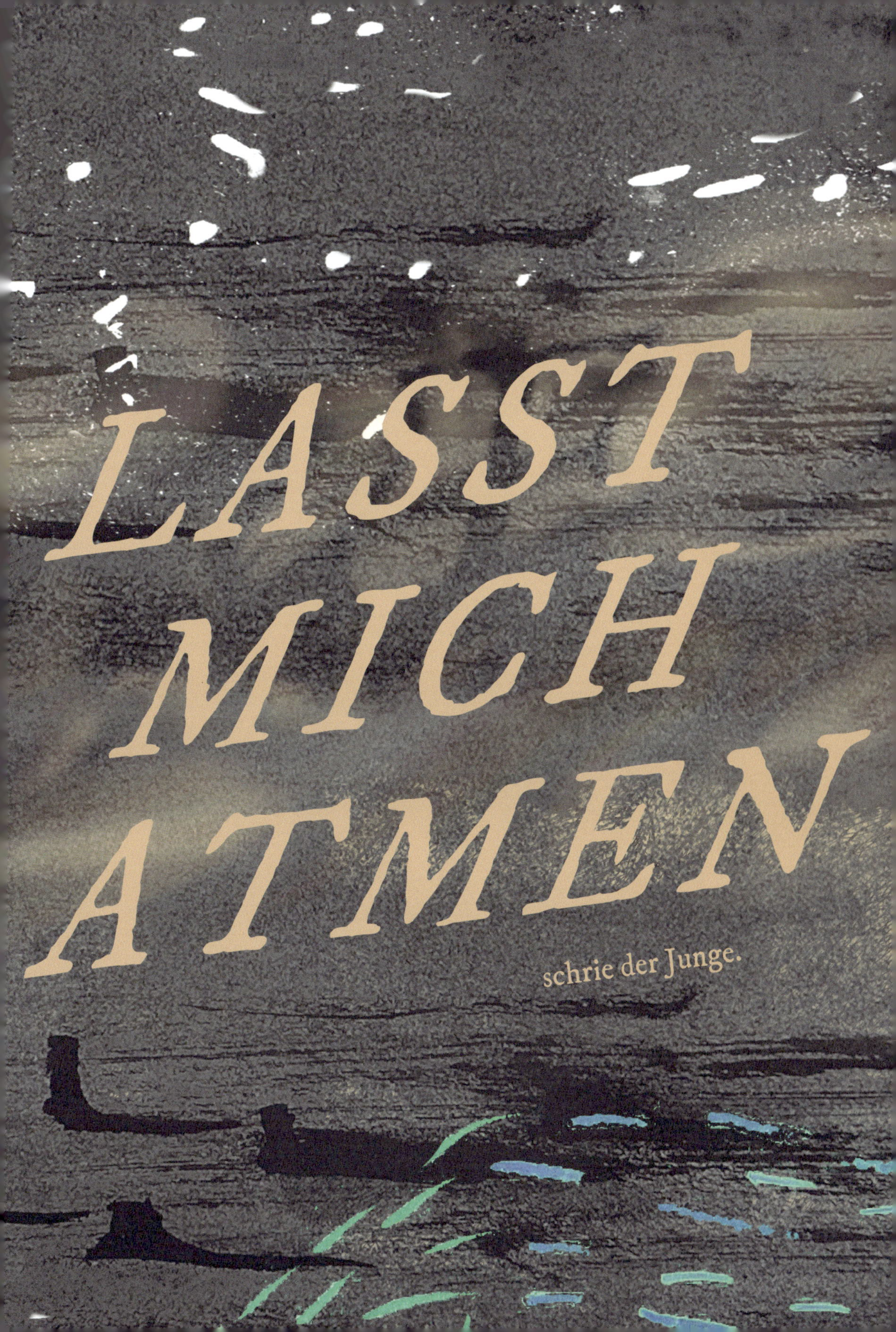
LASST
MICH
ATMEN
schrie der Junge.

Ganz blass
sah er zu,
wie der bebende Boden
verstummte,
so grau und leer wie zuvor.

Er betrachtete die Narben,
die ihre Furchen
in die Ferne schnitten.

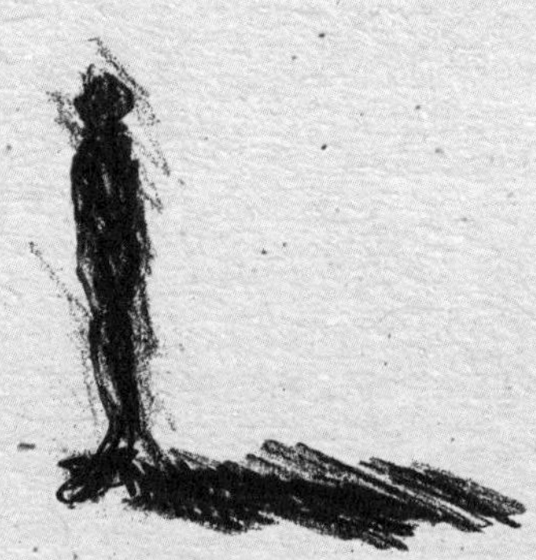

Der Wind pfiff wieder
sanft durchs Gestrüpp,
zog an seiner Kleidung,
zog ihn
nach Hause.

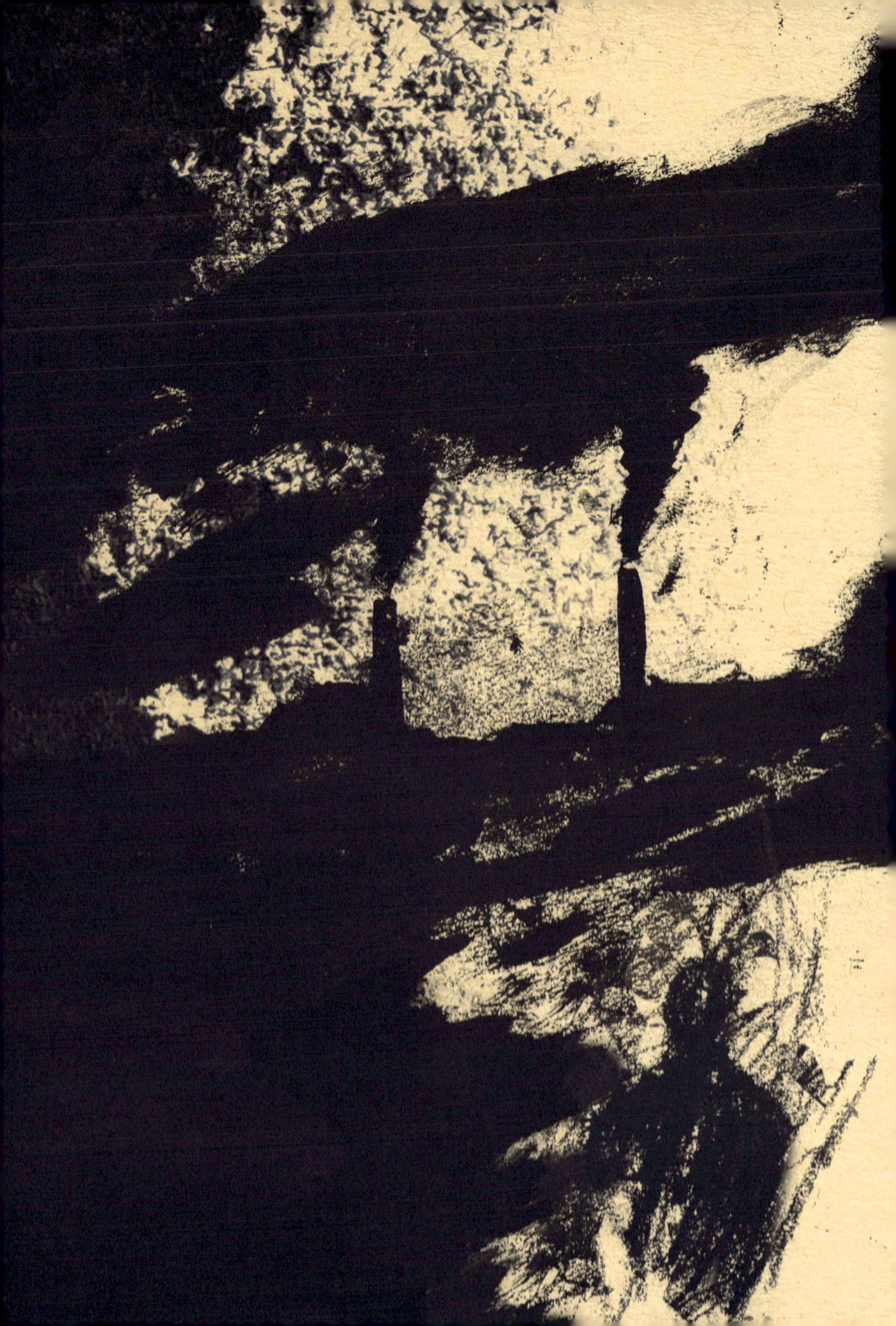

Entlang der alten Mauer ging er zurück,
schmutzig und wund,
was Wildes im Blick.
Zurück durchs Tor,
den Pfad hinauf,
und dort,
jenseits der Äste,
als die Gebäude in Sicht kamen,
spürte er wieder
diese Enge in der Brust.

Leise glitt er
ungesehen
durch die Hintertür ins Haus,
versteckte die dreckigen Schuhe
hinter dem Wäschekorb.

Er schlich nach oben,
und vom Fenster aus
betrachtete er die erwachende Stadt:
auf Asphalt gelebte Leben,
hin und her und hin und her,
verloren an den Alltag.

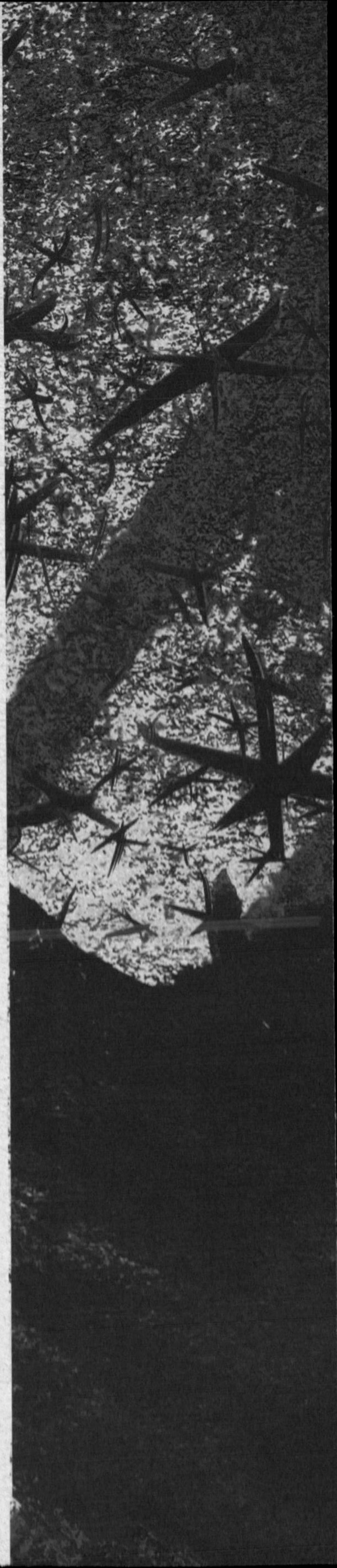

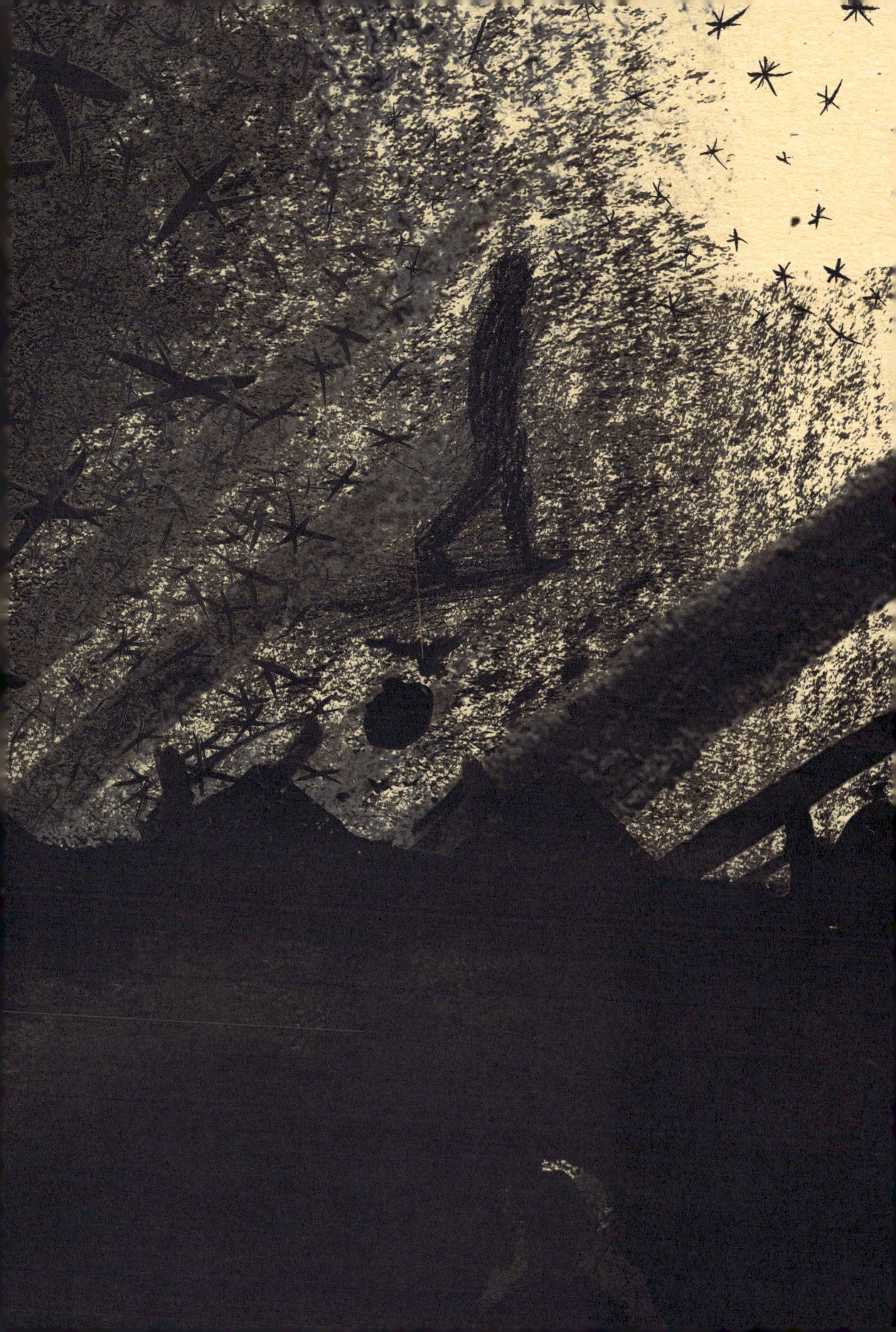

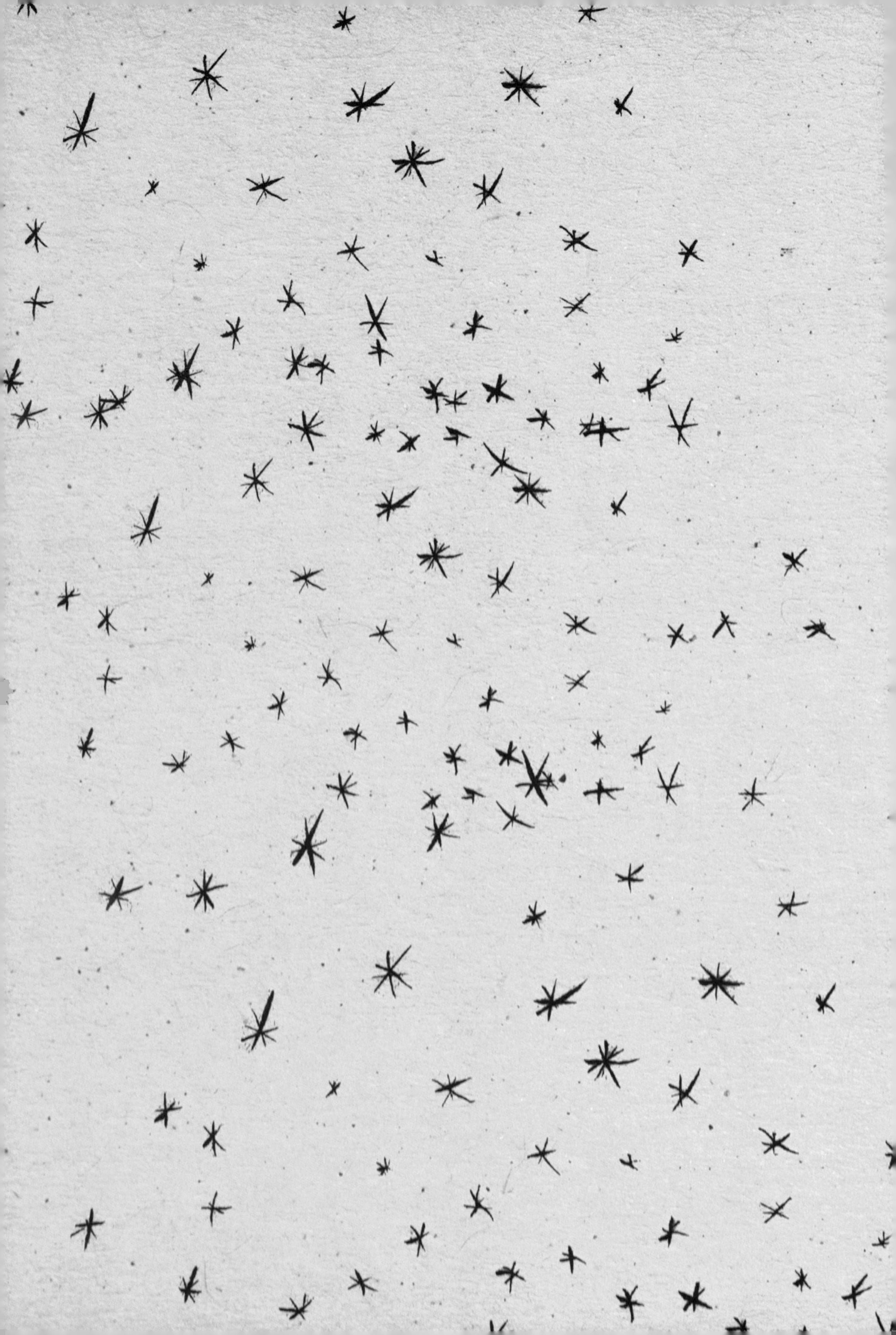

Er sah seine Mutter
im Garten Löwenzahn rupfen.
Ein wachsender Haufen Abfall
neben einem wachsenden Rosenbusch.

*Wer entscheidet eigentlich, was Unkraut
und was eine Blume ist?*,

fragte er sich.

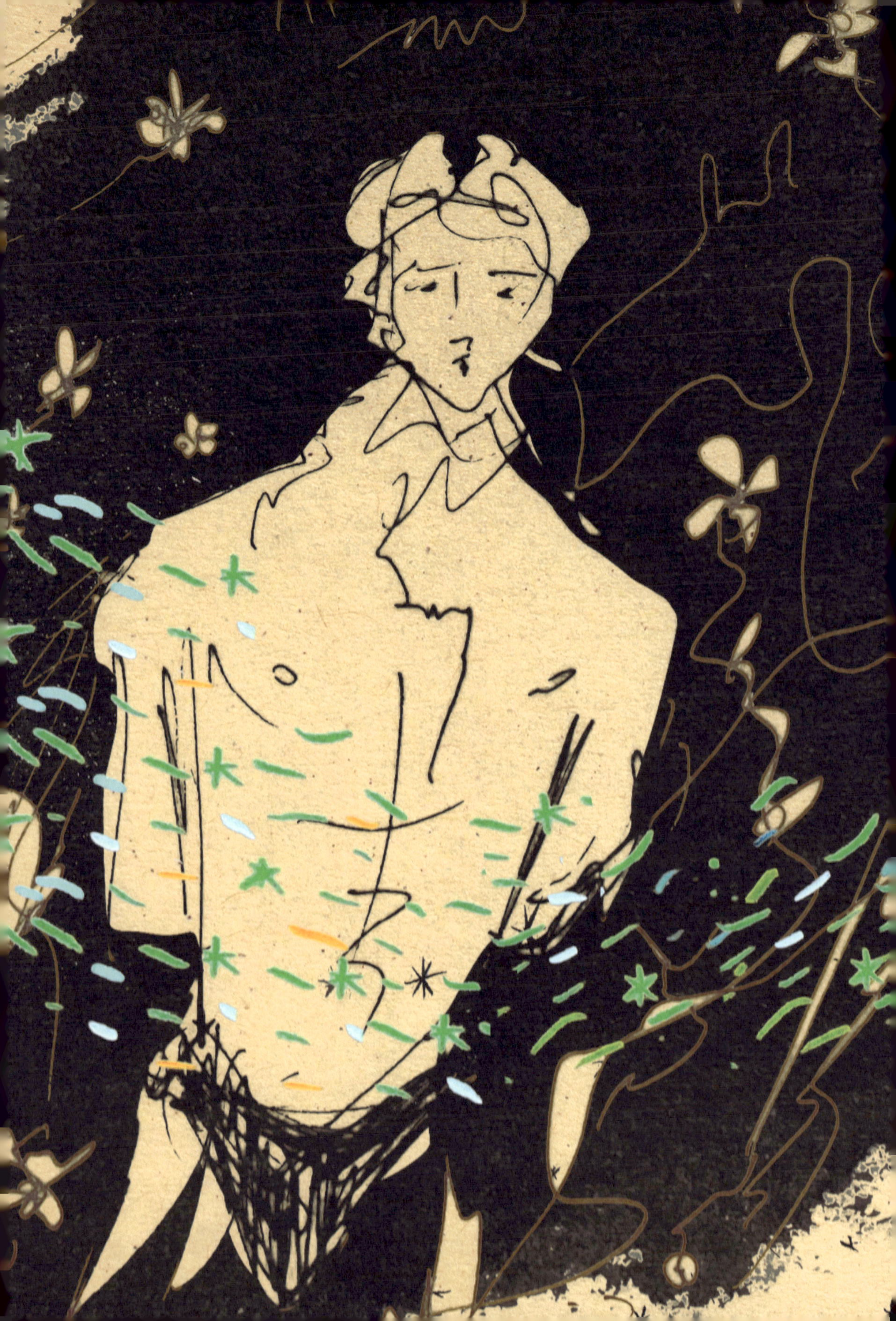

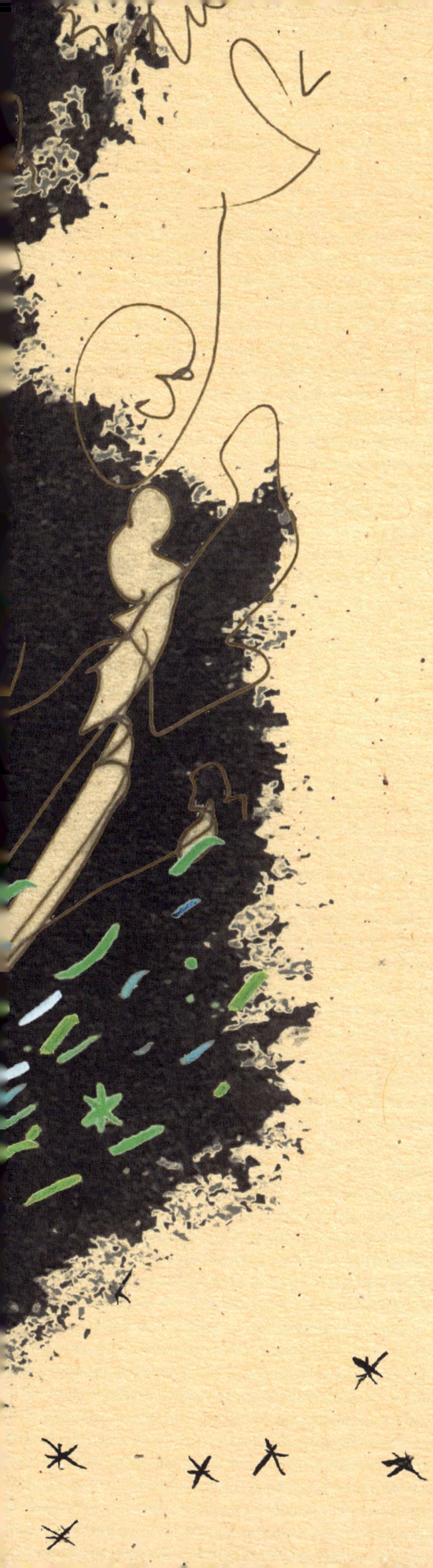

In der Nacht träumte er von einer
sonnengetränkten Lichtung
und von Jungs,
wunderschönen Jungs,
die in all ihren Formen erblühten,
ihre Körper voller Gefühl,
und von Tanz,
so viel Tanz,
und Magie und Musik und Bäumen.
Vielen, vielen Bäumen.

Doch während er schlief,
kroch die Scham in sein Bett
und kratzte mit kalten, dürren Fingern
an diesen kleinen Freuden.
Seine Träume verzerrt
zu den missbilligenden Blicken
der Kleinstadt.

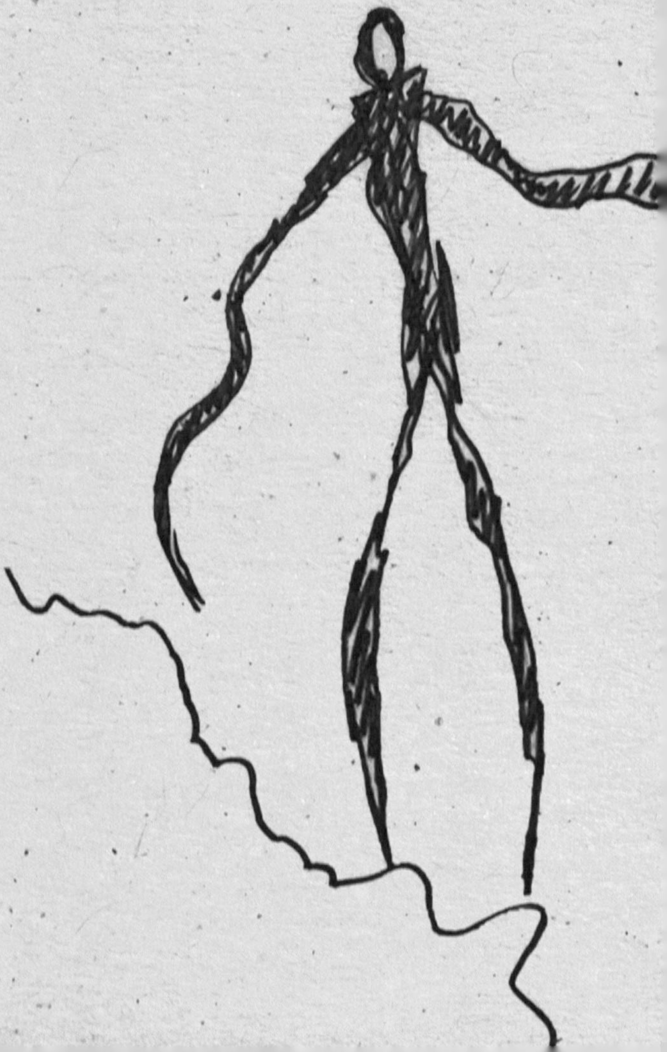

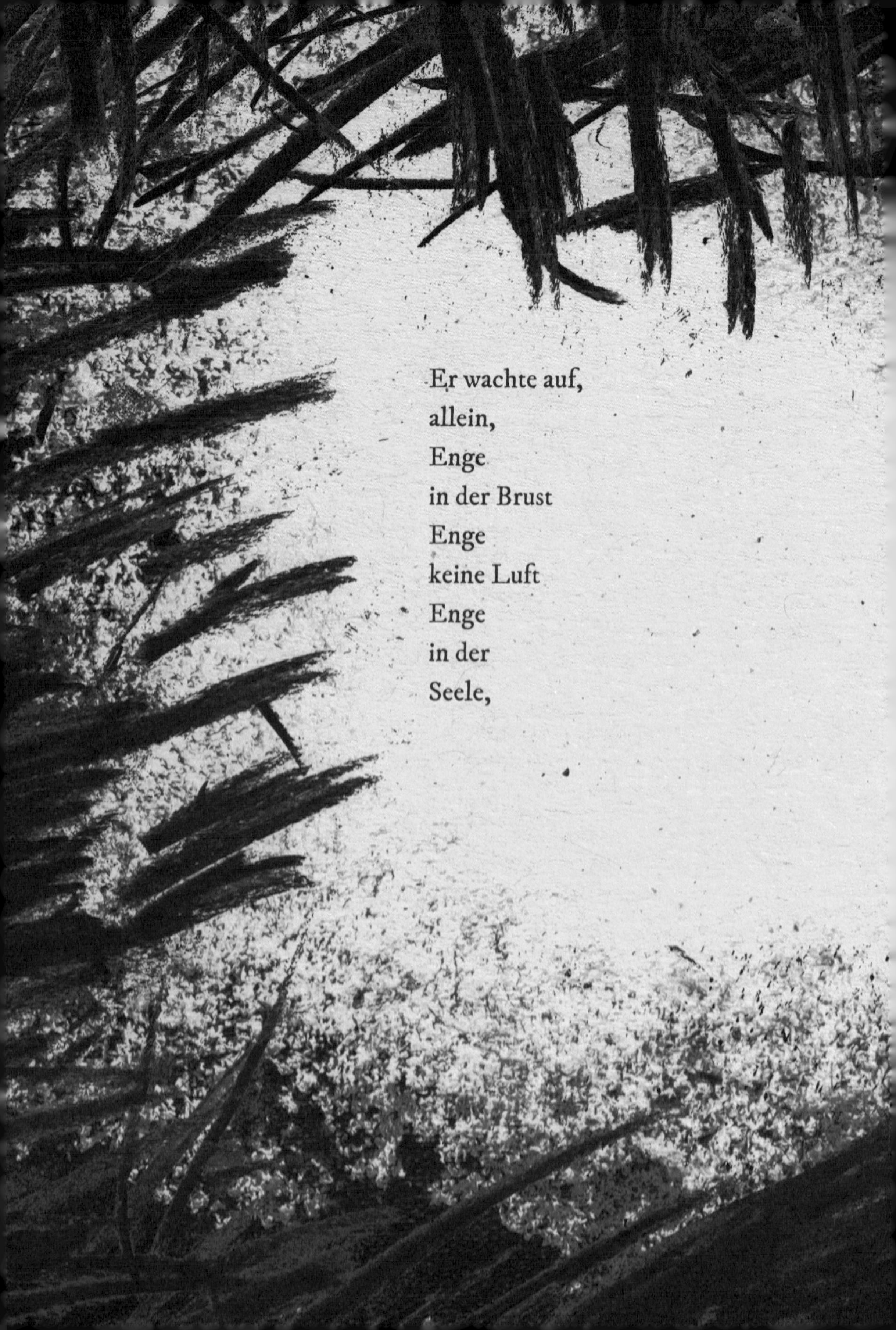

Er wachte auf,
allein,
Enge
in der Brust
Enge
keine Luft
Enge
in der
Seele,

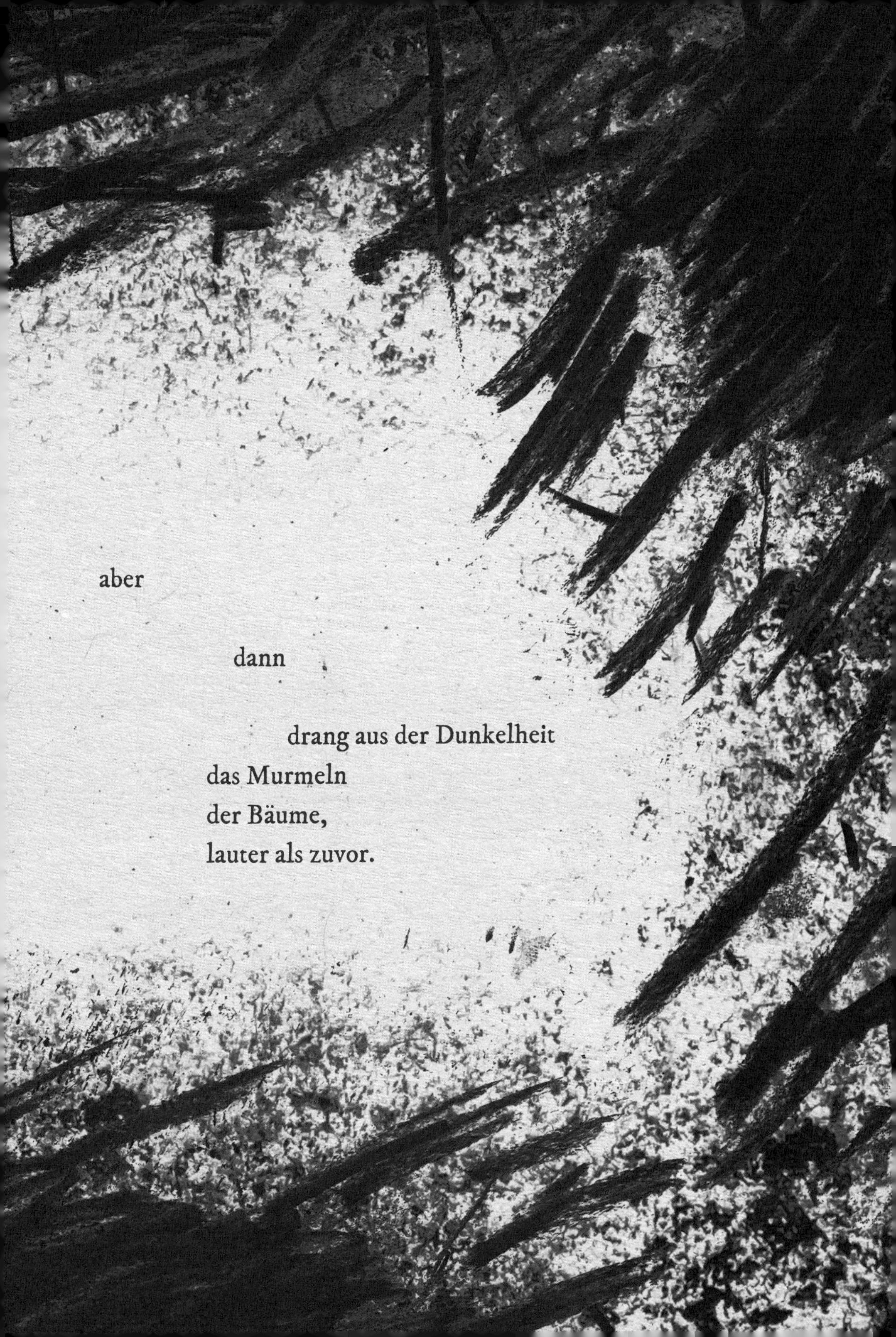

aber

dann

drang aus der Dunkelheit
das Murmeln
der Bäume,
lauter als zuvor.

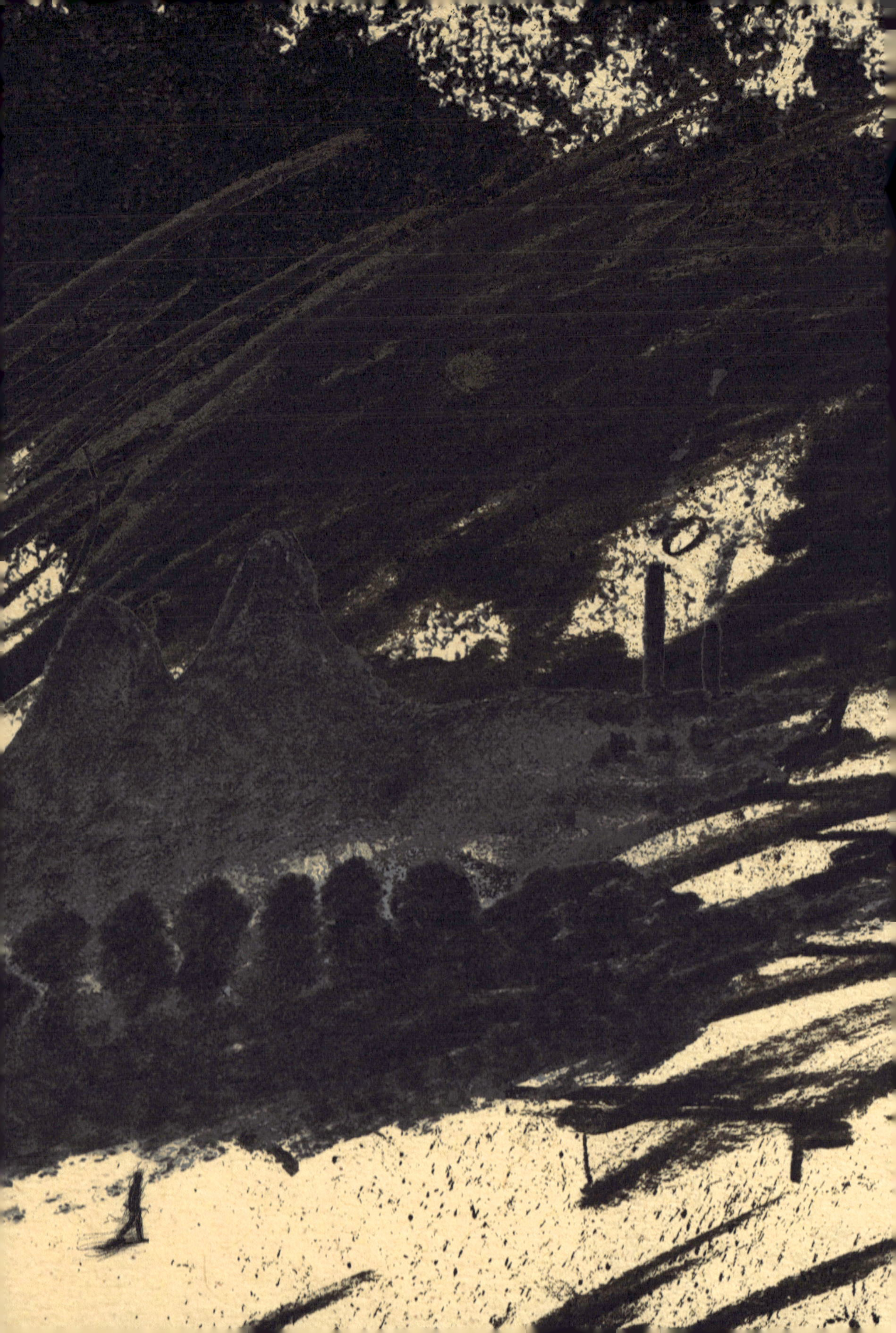

Also schlich er auf Zehenspitzen aus dem Zimmer
und aus der Stadt,
zurück in den dämmrigen Wald,
hinein in die Freiheit des Wilden.

Der Himmel schwamm vor Dunkelheit,
als der erste Tageshauch
an tintenschwarzen Ästen blühte;
die Buschwindröschen öffneten
ihre winzigen Sternenaugen zum Morgengrauen.

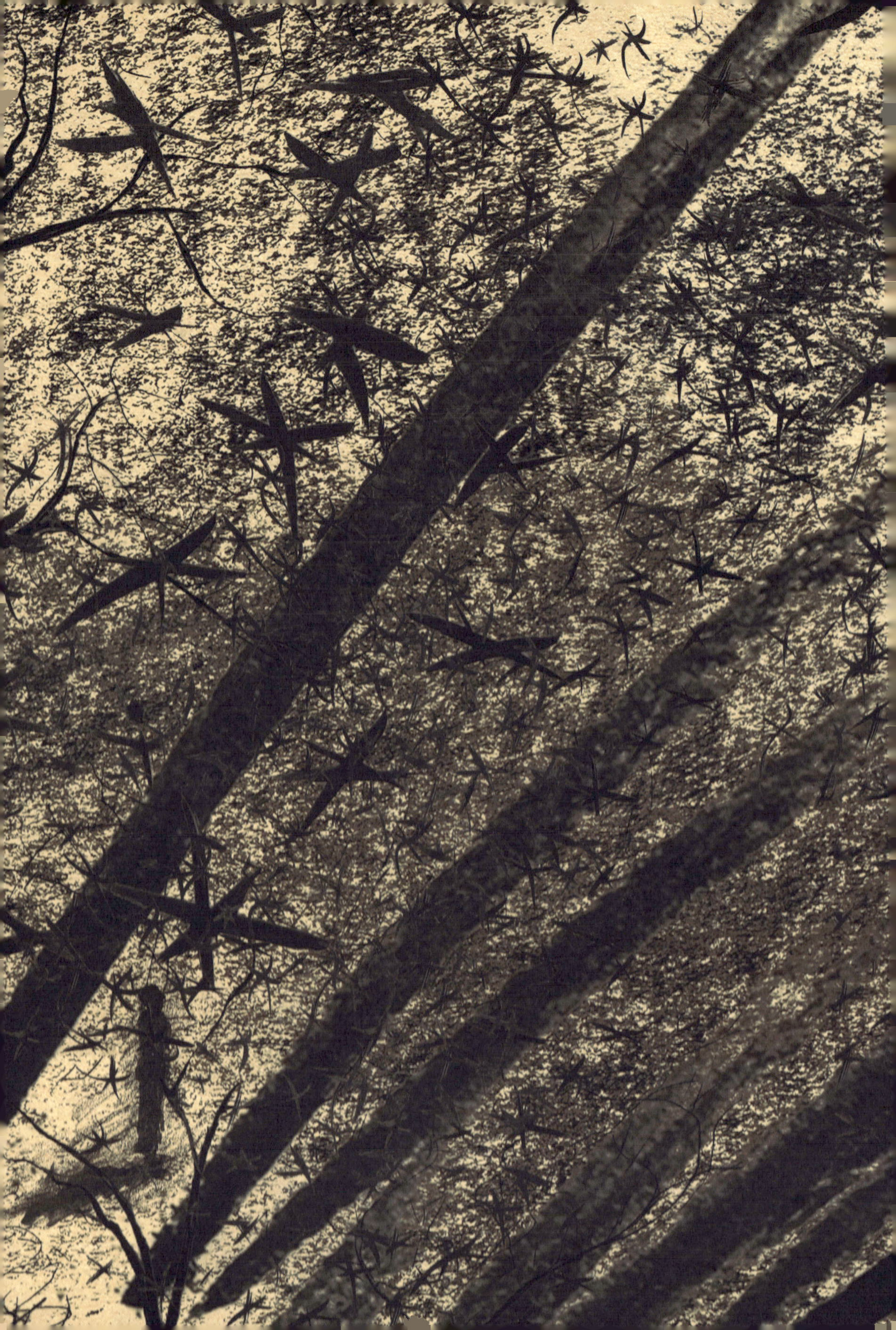

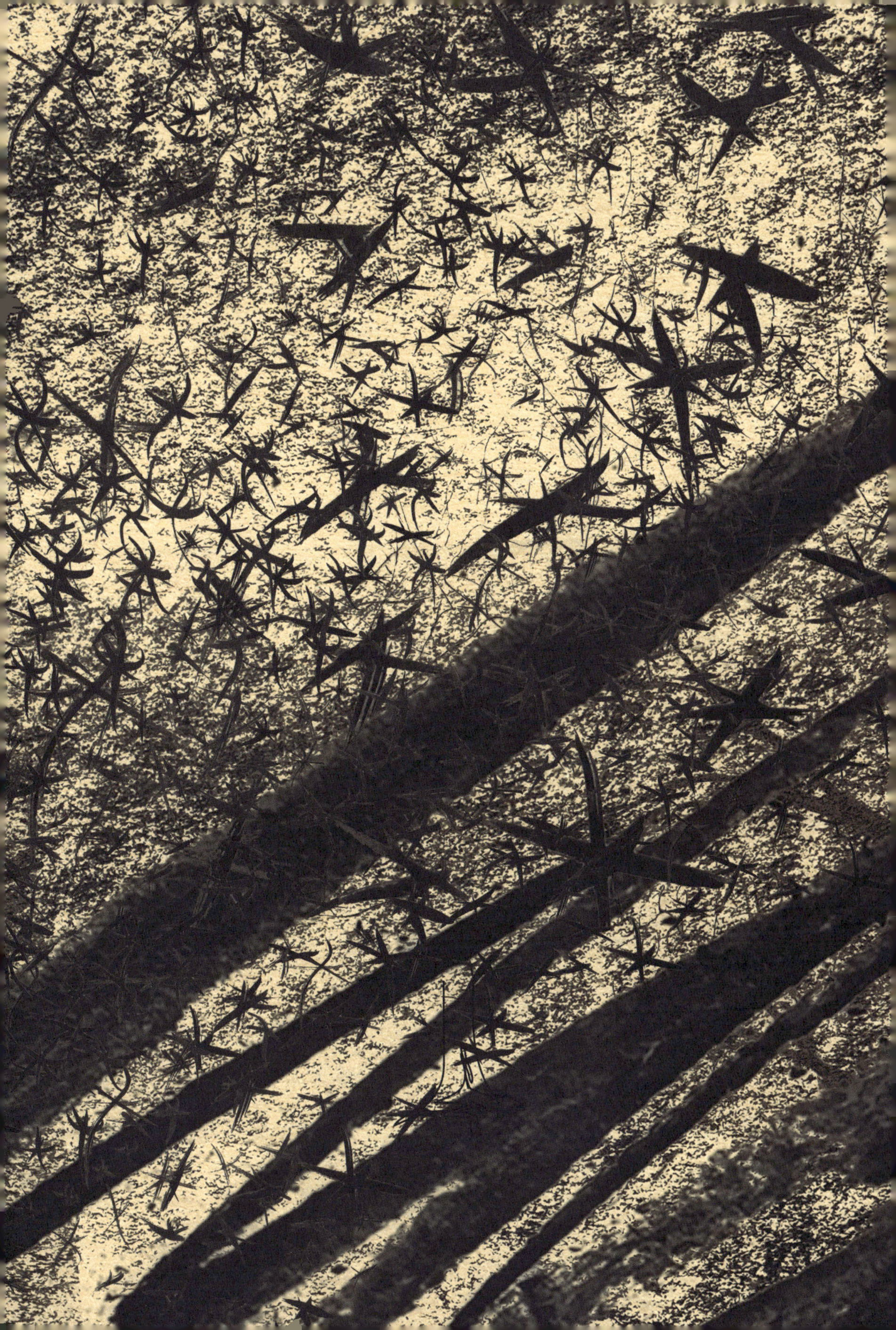

Etwas Schwarz-Weißes blitzte
im Halblicht
vor dem Jungen auf
und landete auf dem Weg.

Jeder in der Stadt weiß, dass eine einsame Elster Unglück bringt.

ABER WARUM?,
fragte sich der Junge
und ärgerte sich über alles, was ihm beigebracht worden war.

Und so, anstatt den Vogel zu grüßen,
um irgendeine angebliche Katastrophe abzuwehren,
folgte der Junge ihm.

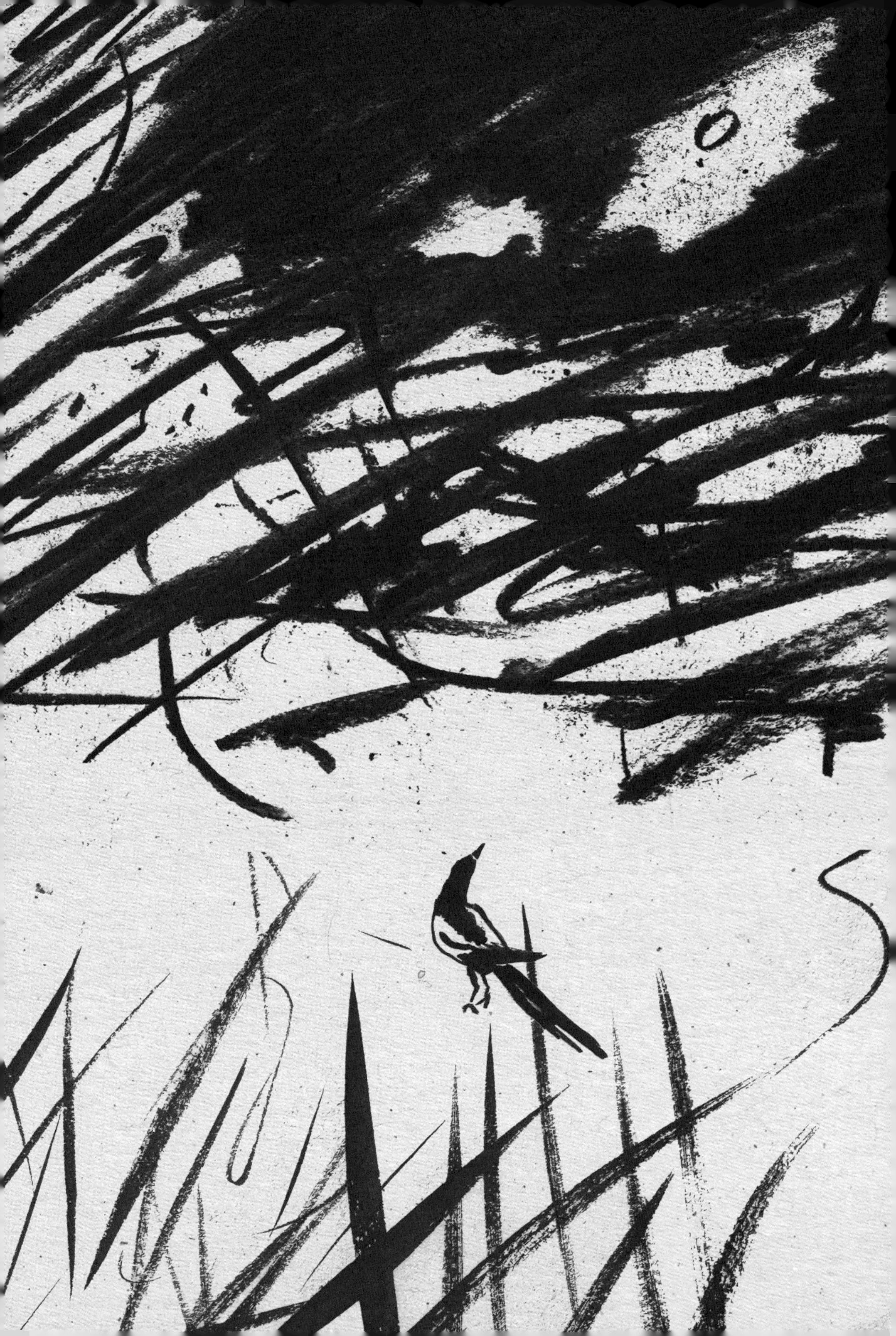

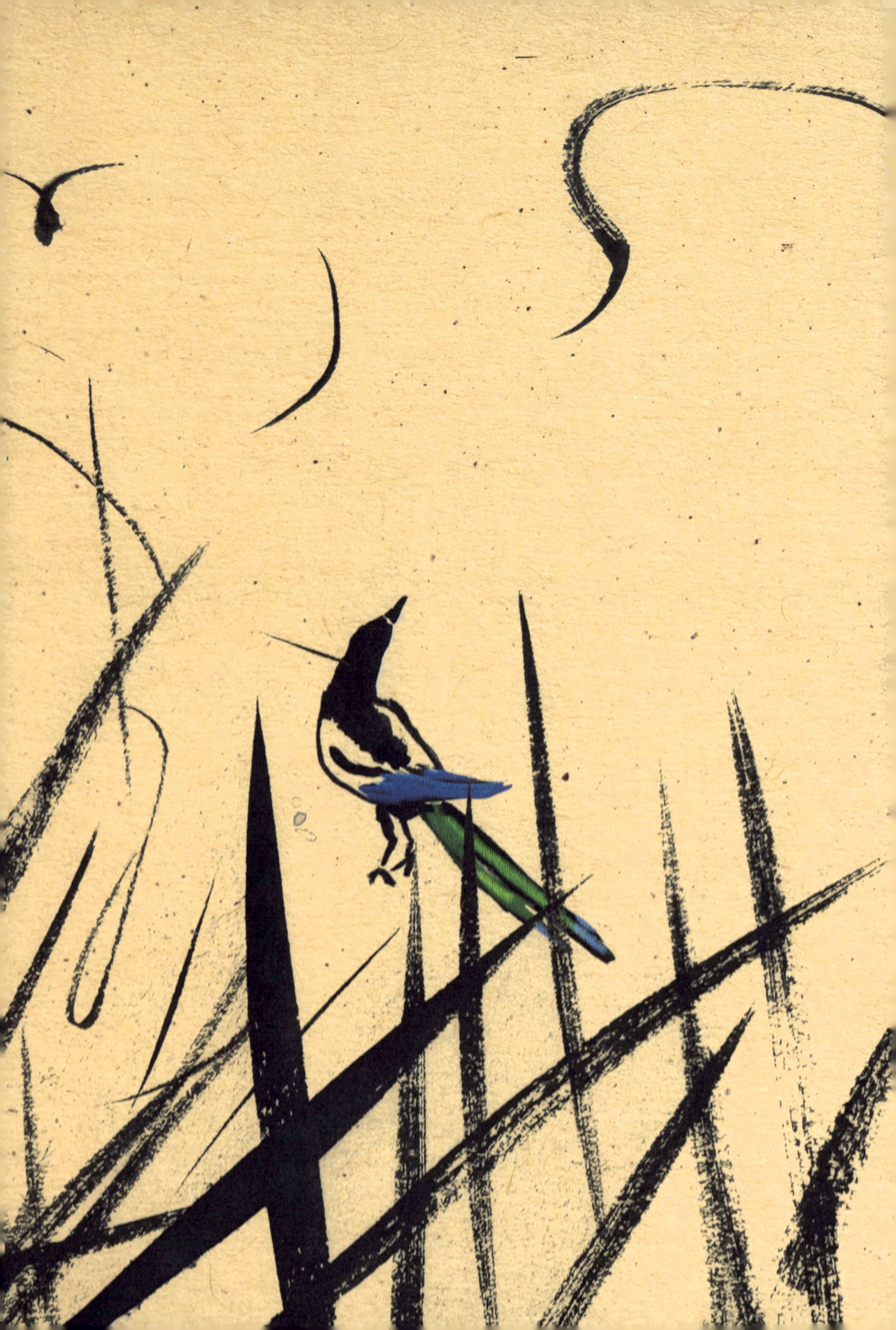

Schon seltsam,
wunderte er sich:
Elstern sehen schwarz-weiß aus,
doch aus der Nähe
schillert ihr
lila-grün-blaues Federkleid vor Leben.

Der Vogel
führte ihn
an einen weglosen Ort.
Ein Weißdorndickicht,
tot und dicht,
doch bedeckt mit
Flechten, so leuchtend grün,
als blickte man ins Herz
eines Mineralsteins,
zersprungen in tausend Fragmente.

Und weiter:
Dornendichte
am Ufer des
wispernden Wassers;
ein schemenhafter Regenbogen
sprang ihm ins Auge,
das Funkeln einer
Forelle
hinter Farn und Moos
und Nebel.

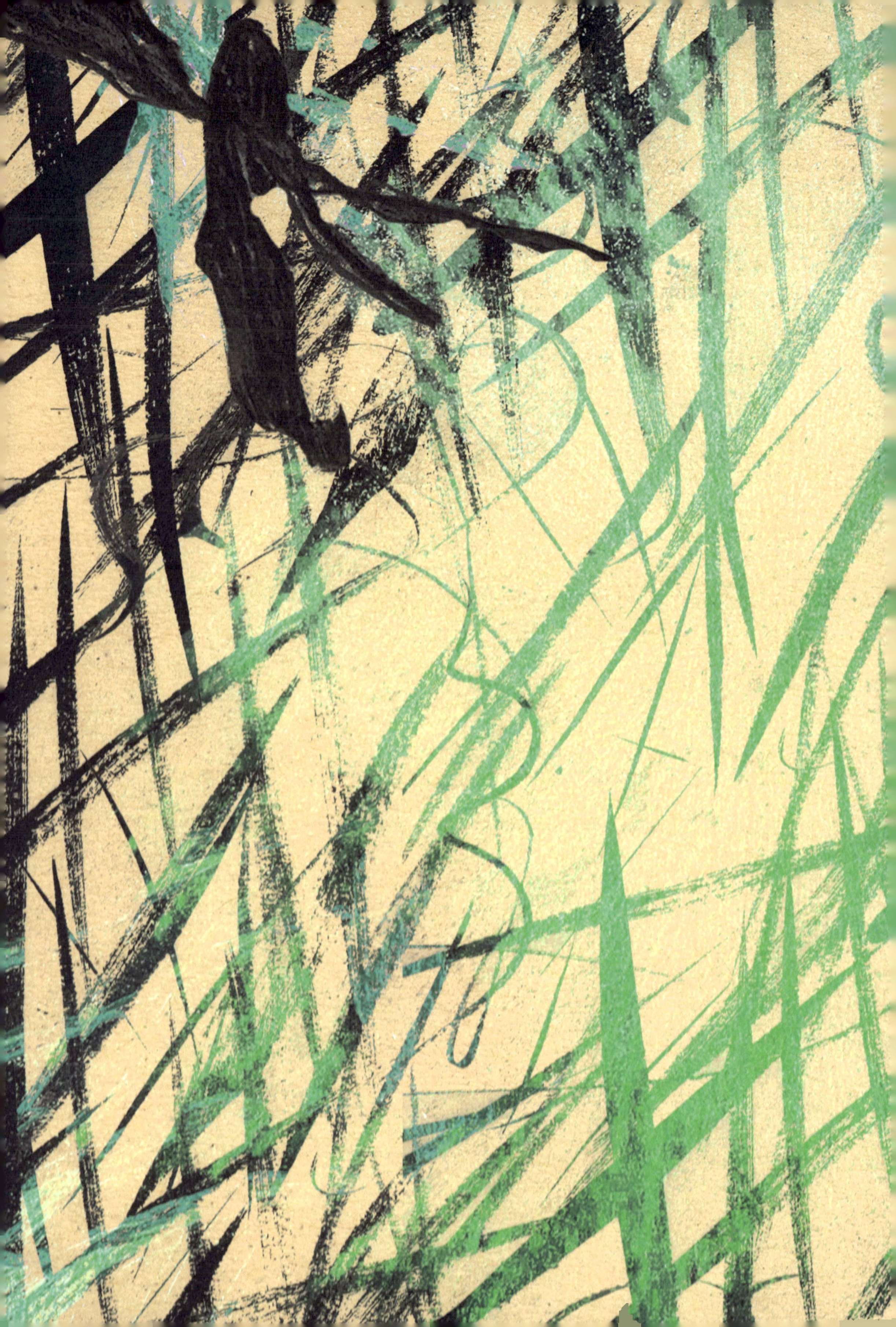

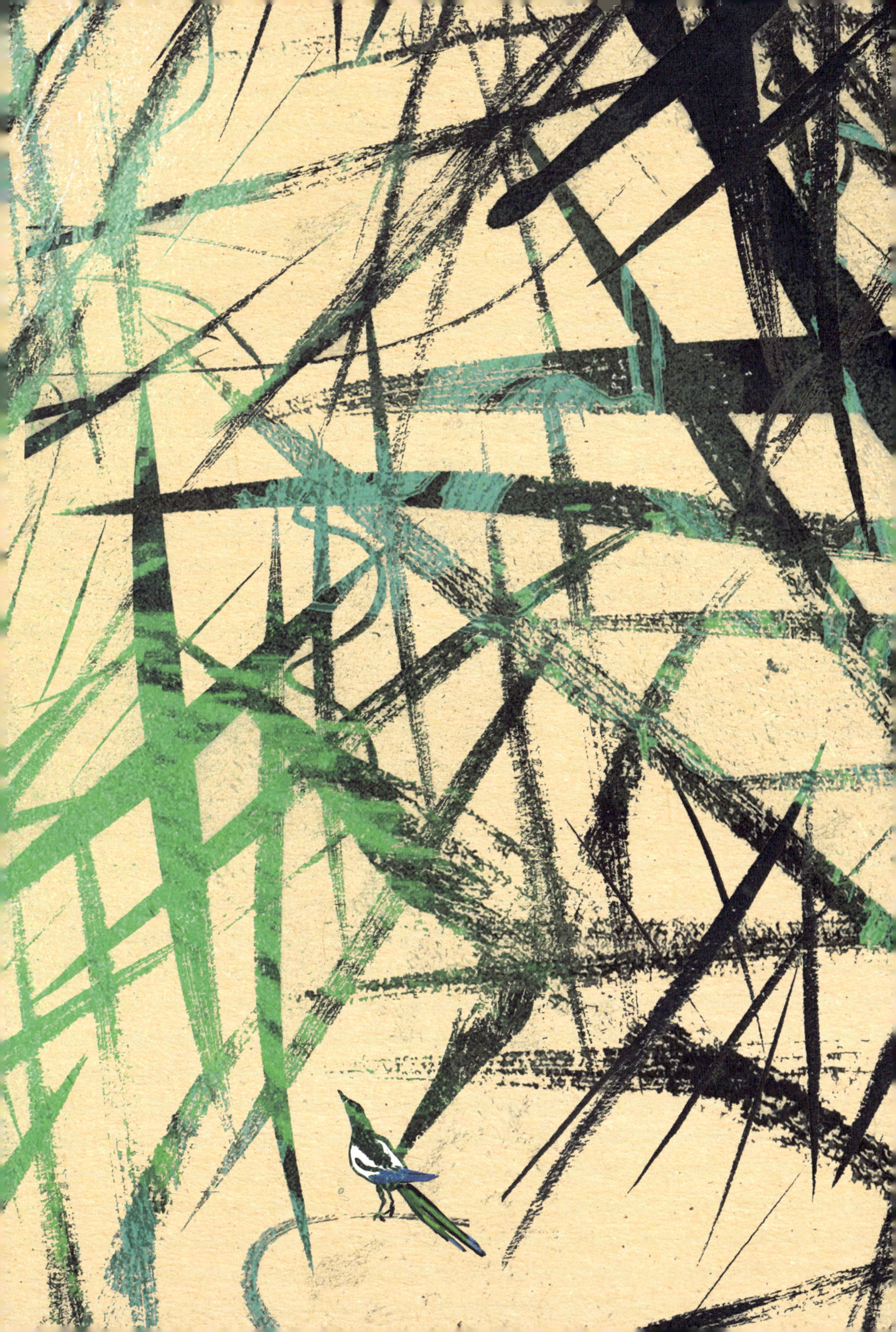

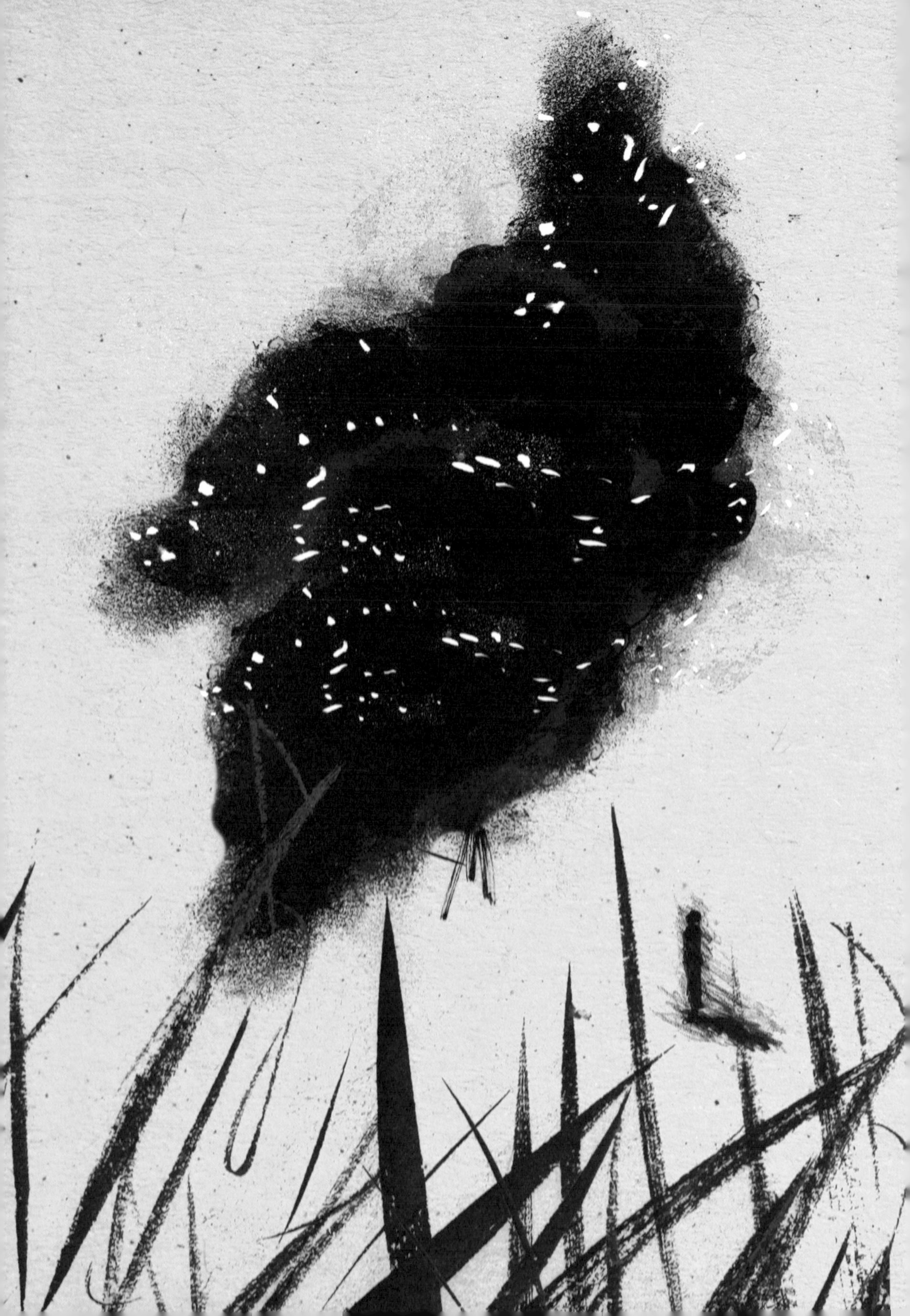

Am Rand einer Lichtung
hielt die Elster und flog davon,
und als er ihr ein Danke hinterherrief,
stand unmittelbar vor ihm
ein einsamer Baum,
anders als alle Bäume zuvor.
Tiefsamtige Blätter,
gleichsam glänzend in der Brise,
unter einer Wehe sternenhafter Blumen.

Er war gebannt
von dieser schönen Seltsamkeit.

Plötzlich
streckte der Baum einen Ast aus,
wie um die Luft zu kitzeln.

Es ist unhöflich, jemanden anzustarren,
wusstest du das nicht?

Der Junge klappte den Mund zu.

Warum bist du überhaupt um diese Zeit im Dickicht?,
fragte der Baum
und bauschte die Blätter,
bis Blütenduft
die Lichtung füllte.

Mit großen Augen
sagte der Junge:
Ich kann nicht schlafen.

Hmmm.
Der Baum ließ die Äste sinken.
Hast du was auf dem Herzen?

Er nickte.

Meiner Erfahrung nach hilft es, darüber zu reden,
sagte der Baum
und wiegte sanft sein Blätterdach.

Die Stille summte.

Der Mund des Jungen zuckte.

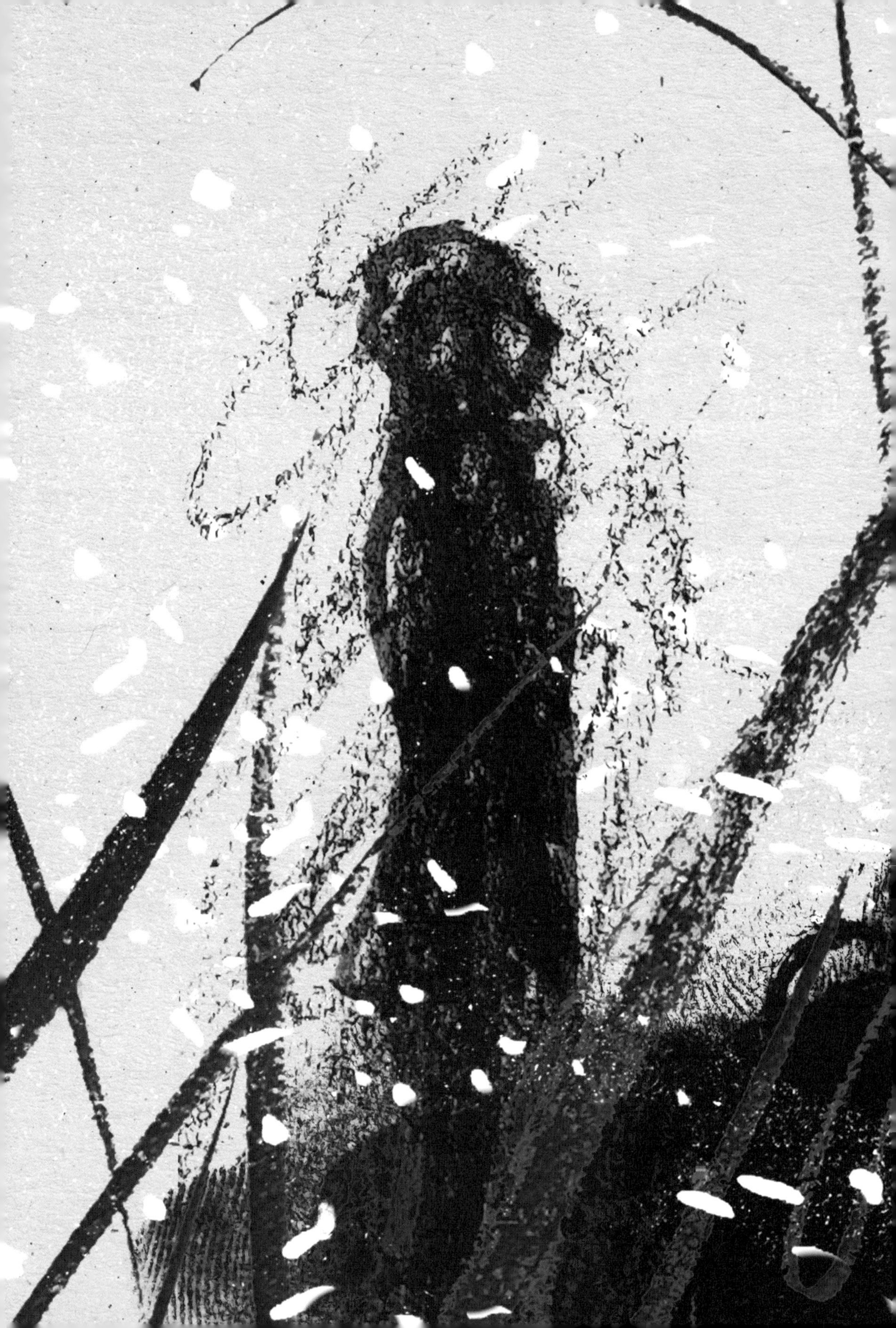

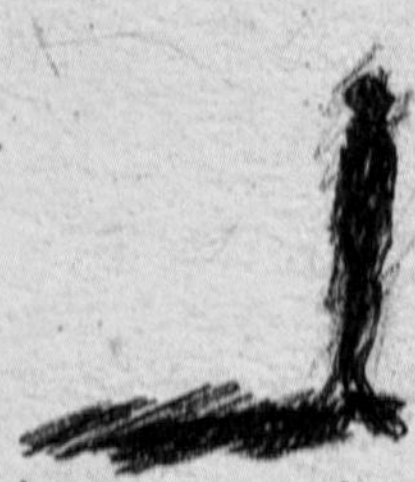

Ich habe ein Geheimnis.

Ich habe noch nie
jemandem davon erzählt.

Erwartungsvoll beugte sich der Baum vor,
die Blätter weich.
Nur zu,
sagte er.

Worte umschwärmten
den Jungen; er suchte.

Ich fühle mich einfach
so anders
als alle anderen.

Äste nickten in der Morgenbrise.

Es ist komisch
und seltsam,
und ich fühl mich so allein,
bin so verwirrt
oder vielleicht auch gar nicht verwirrt.
Ich weiß nicht.
Ich hasse es, Sachen zu verheimlichen.
Aber ich hab das Gefühl …
Er verzog das Gesicht, als wollte er noch was sagen,
doch er konnte nicht.

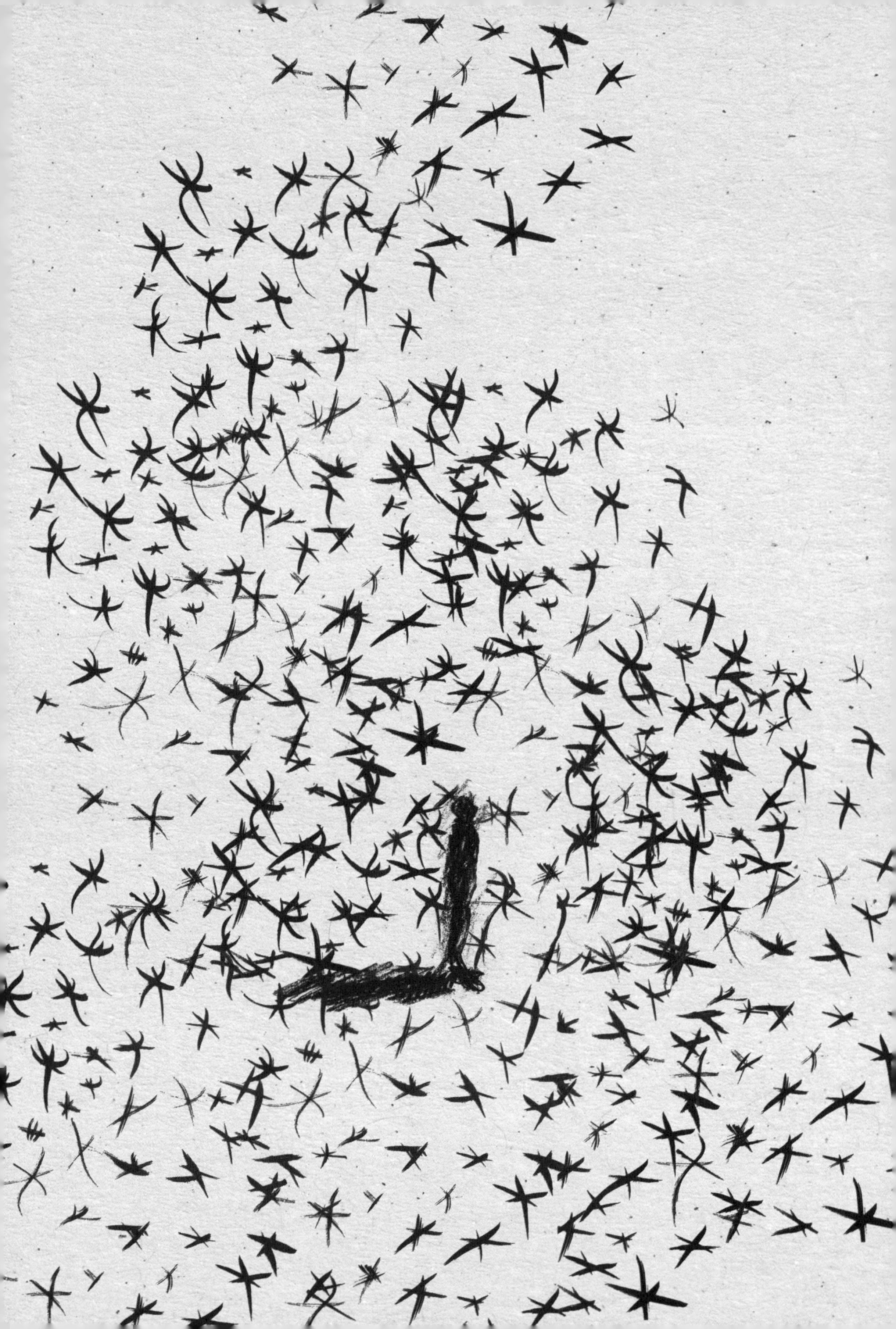

Hmmm.
Der Baum dachte einen Moment lang nach,
und Stille senkte sich über die Lichtung.

Weißt du,
was das eigentliche Geheimnis ist?

Der Junge schüttelte den Kopf.

Er spürte, wie der Wald dicht heranrückte.
Alle Ohren auf sie gerichtet.
Alle Blicke auf sie gerichtet.
Jedes Blatt, jeder Schnabel, jeder Ast auf sie gerichtet,
gespannt, was der Baum zu sagen hatte.

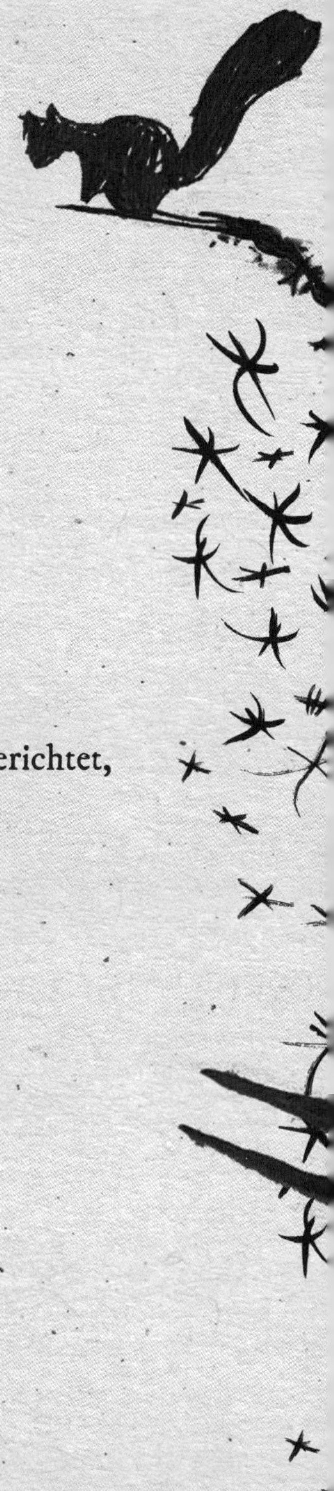

Die Sache,
für die du dich
am meisten schämst.

Der Junge blinzelte.

Genau die
macht dich so
großartig.

Das sagte der Baum und blähte die Blätter
auf so eigenartige Weise,
dass der Junge kichern musste.

Siehst du!
Der Baum rekelte sich
im Unterholz.

Und mit einem Aufbäumen,
das Boden, Rinde
und Erde entwurzelte,
hob der Baum ab;
eine Wolke aus Blüten, Blättern
und Wurzeln,
die jäh in die Höhe schoss.
Der Junge schaute staunend zu,
wie dieses adlerartige Ding
ausladende Kreise
über dem Wald tanzte.

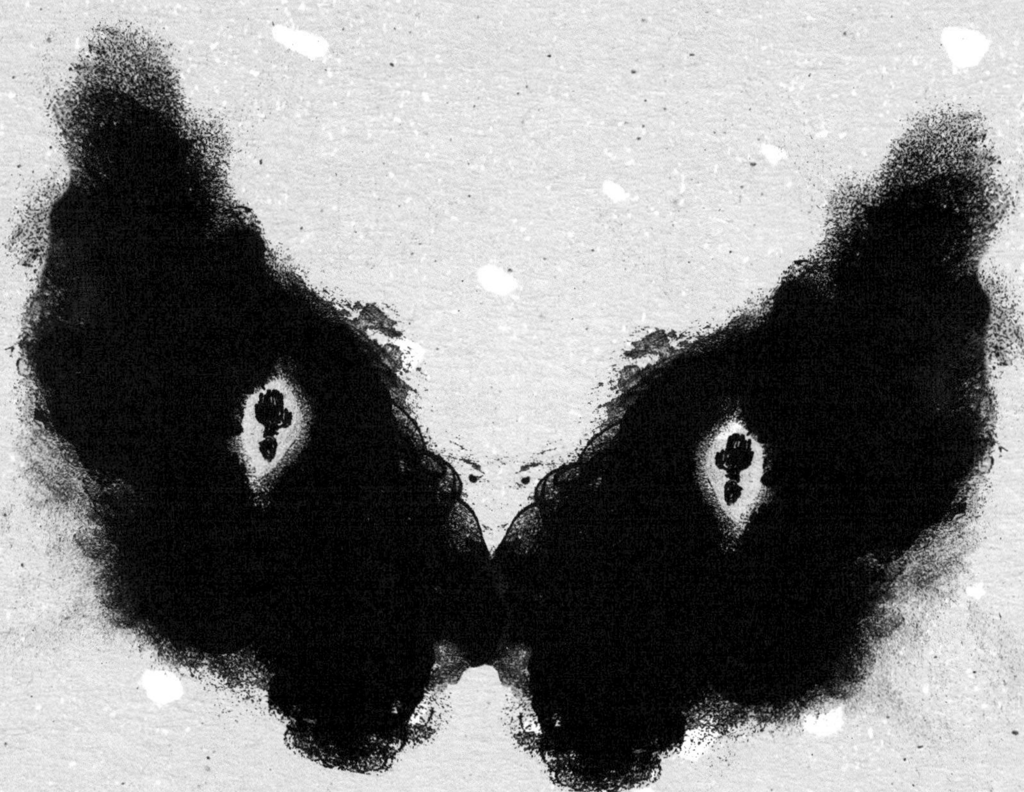

Und mit einem lauten, gewaltigen ZISCH
kam der Baum wieder auf, die Wurzeln frisch
verwurzelt, und der wirbelnde Wind,
warm und duftend,
erfasste das Kind.

Und auf dieser Lichtung,
umgeben von Blumen,
begann der Junge zu tanzen,
sorglos zu tanzen,
zu kreisen,
zu springen,
zu schweben.

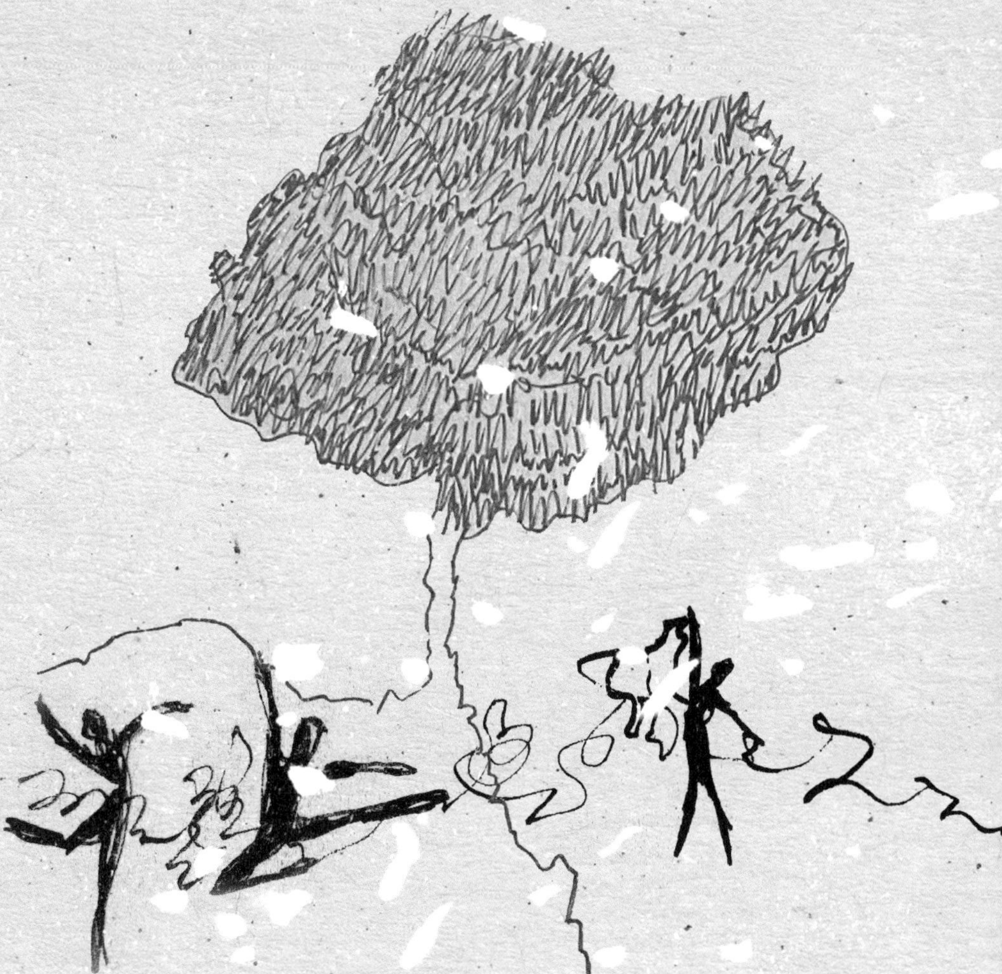

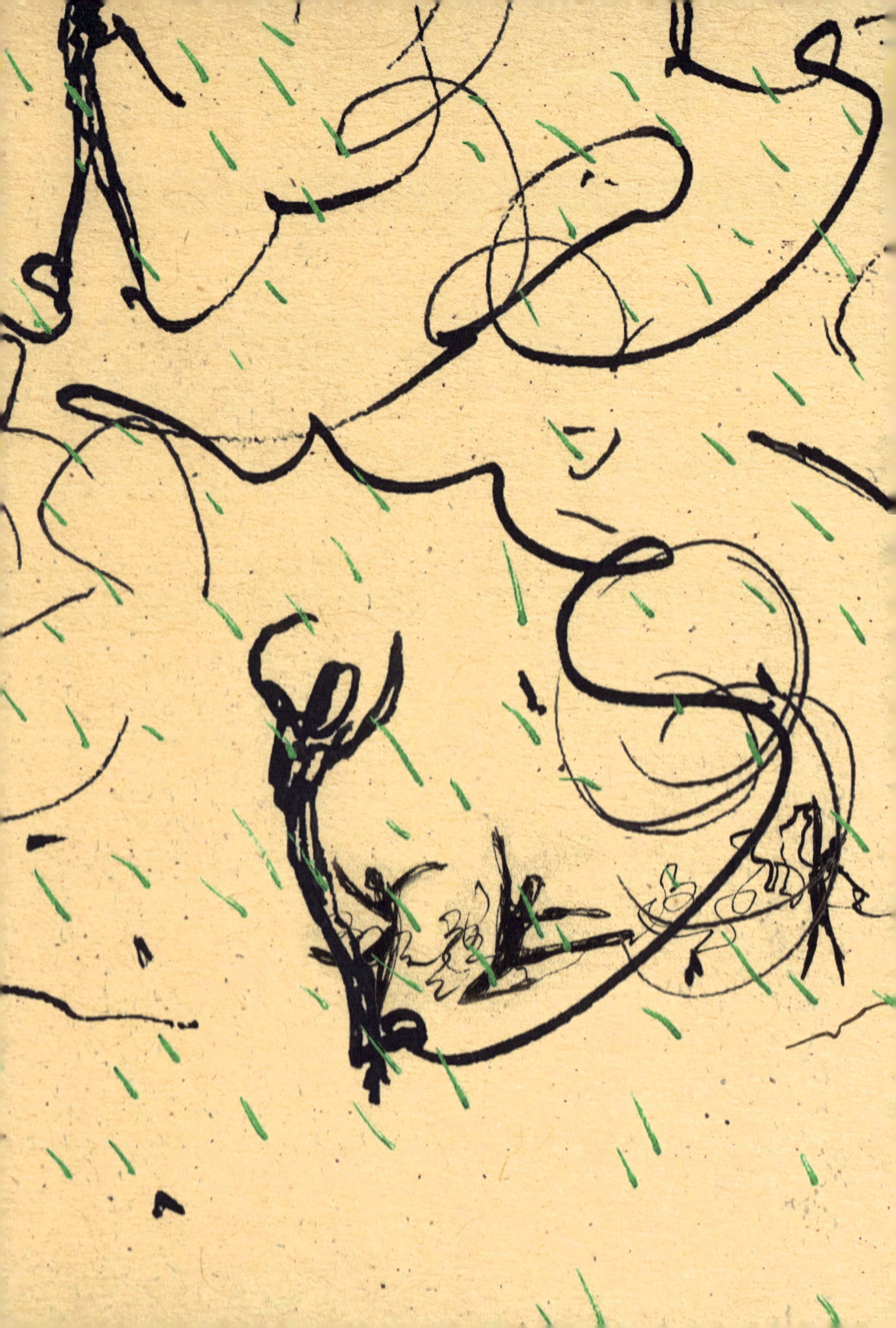

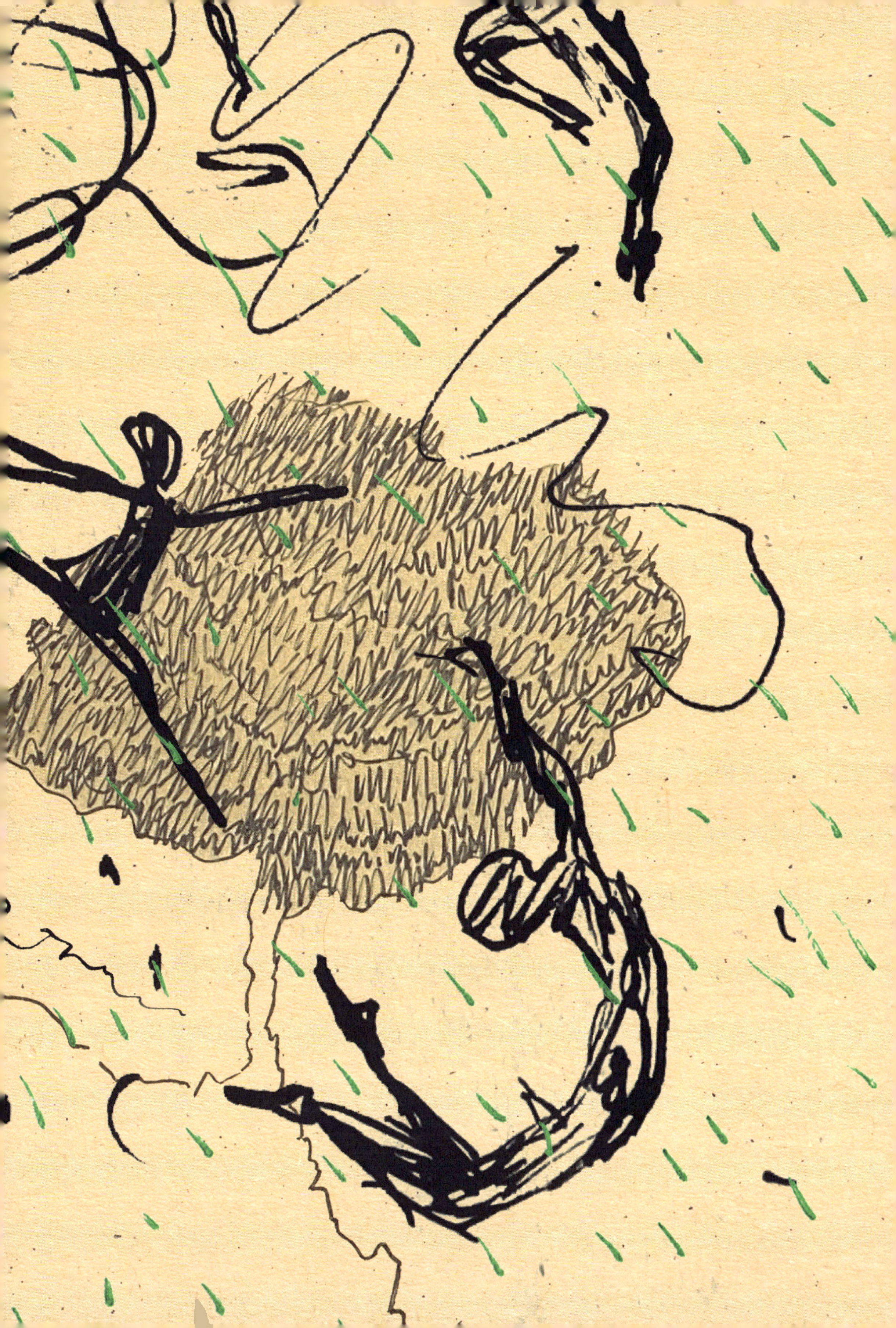

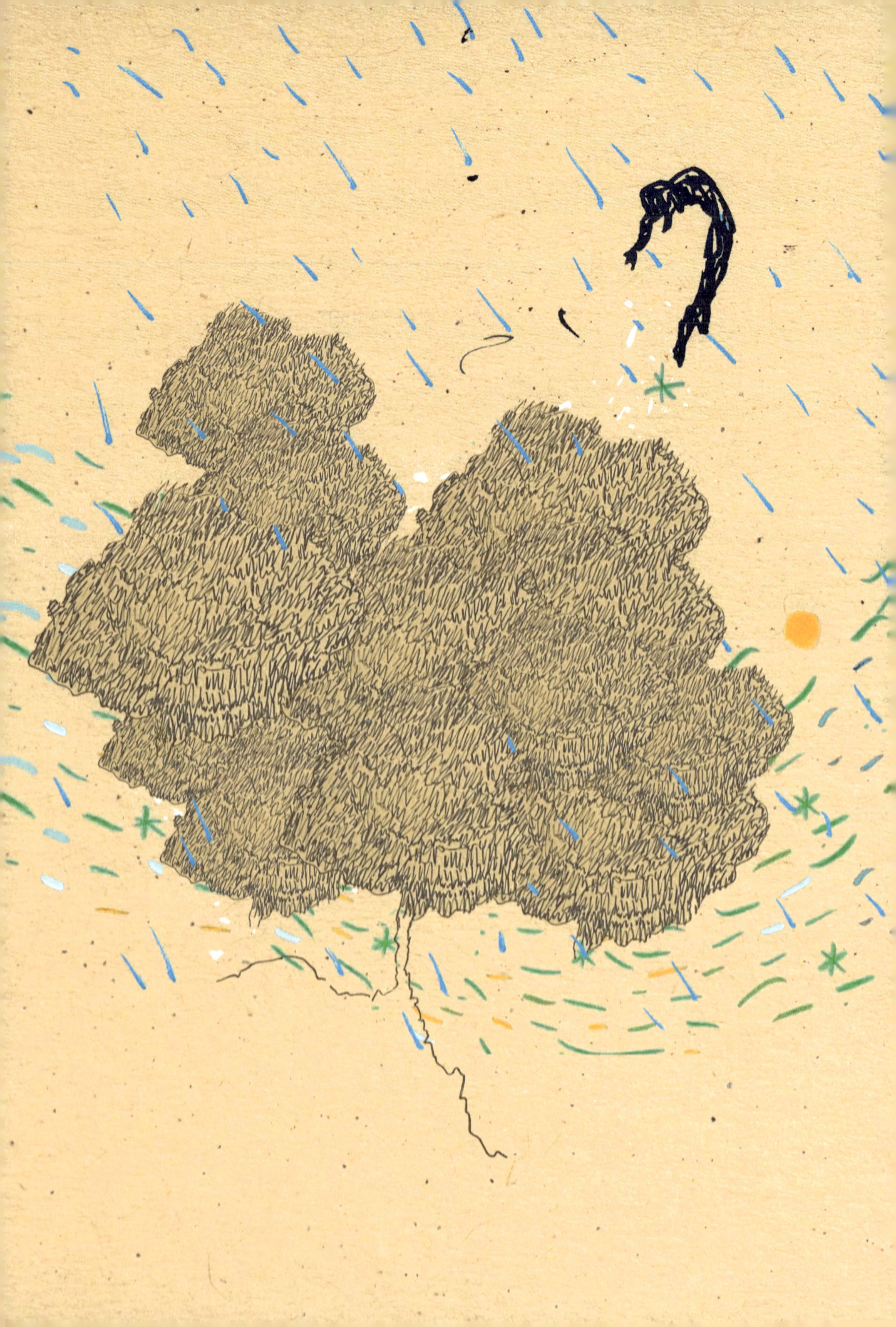

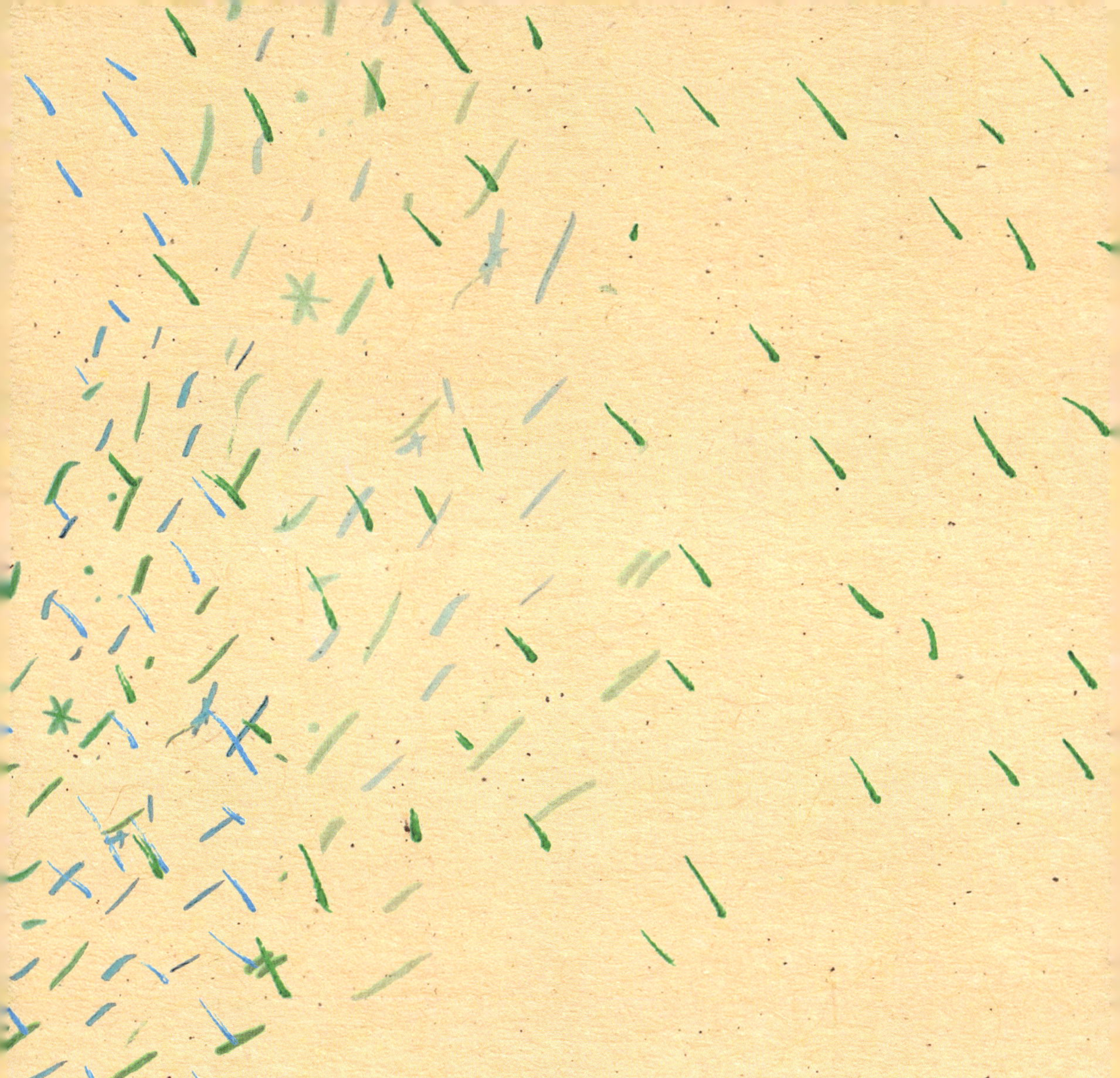

Es fing an zu regnen,
ein milder Morgengrauenregen.

Ein plötzlich aufheulender Motor
zerfetzte die Luft.

Ein Krachen, als in der Ferne
etwas zu Boden fiel.

Der Junge erstarrte.
Der Baum wich zurück, war verstummt.

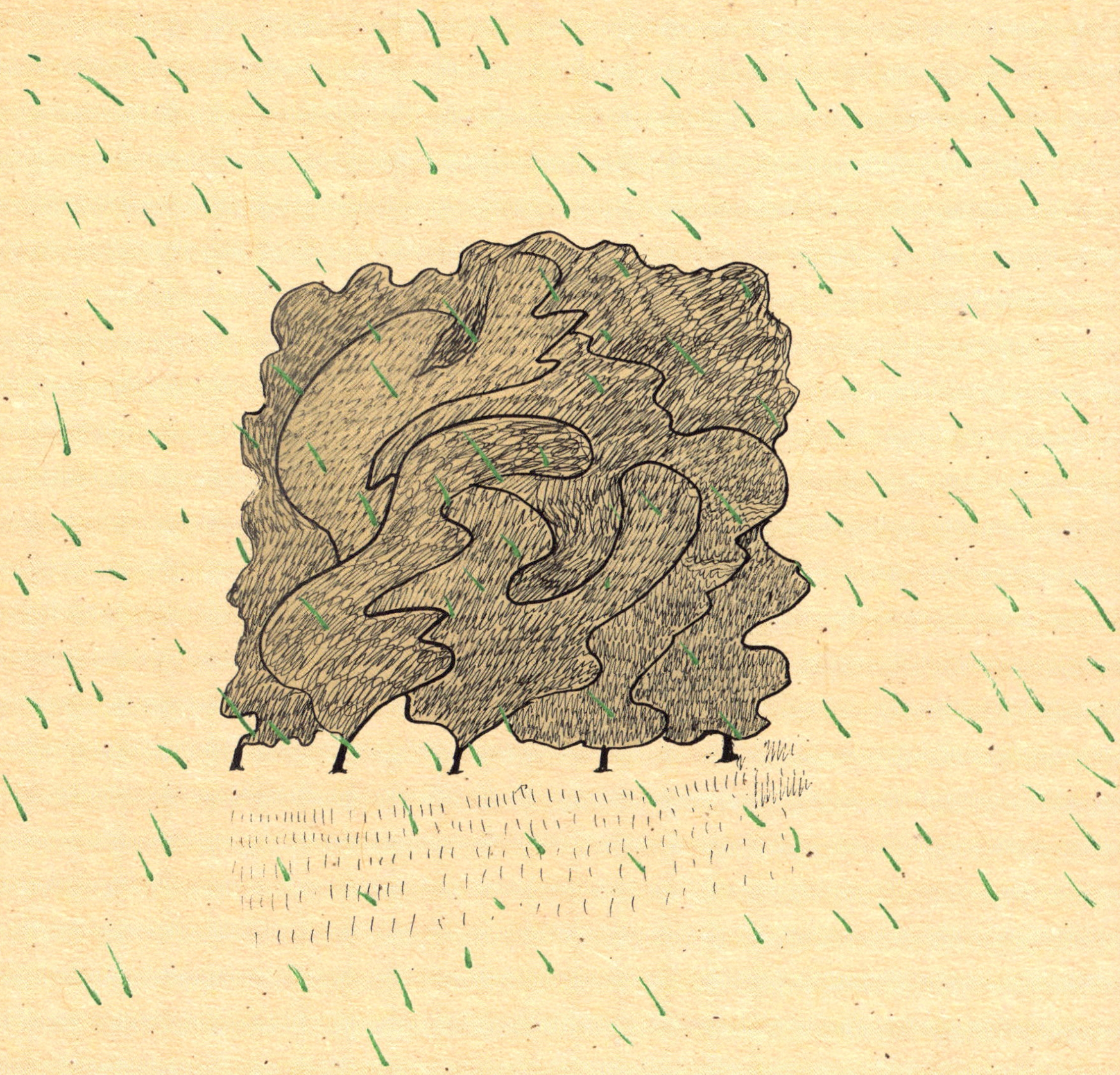

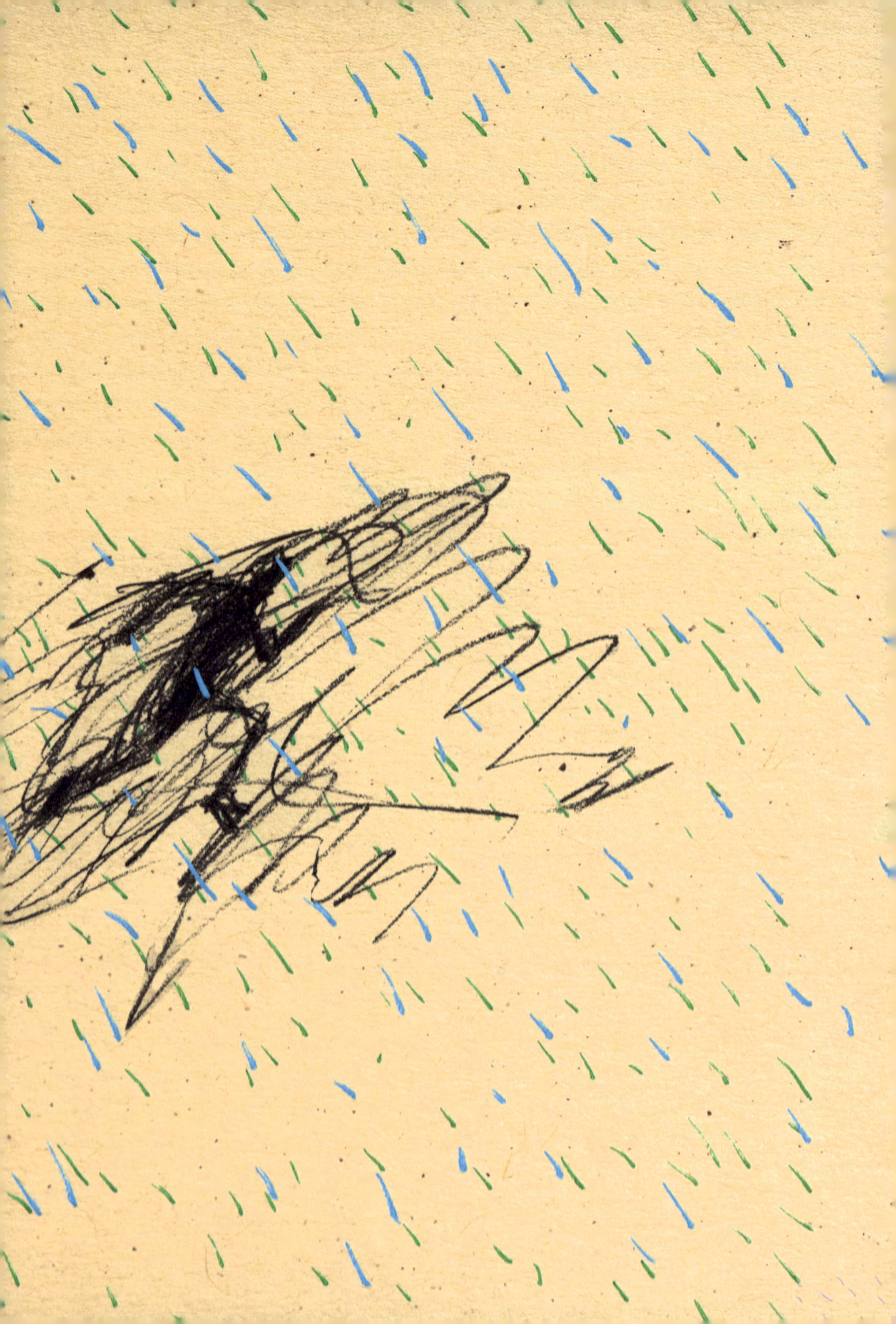

Ohne nachzudenken,
rannte der Junge los,
sprang über Stauden und Stümpfe.
Seine Füße trugen ihn so schnell, als würde er fliegen,
und vielleicht flog er ja wirklich
durch Brombeerdornen den Hügel hinauf.

Heckenrosen bogen sich, Kletten knickten,
als er durch den glitzernden Wald flog.

Auf einer Lichtung, gehüllt in grauendes Licht,
standen Männer in Neonjacken.
Eine uralte Rosskastanie,
in Stücke zersägt.

HALT!

Der Junge schrie,
doch die Kettensägen
waren zu laut.

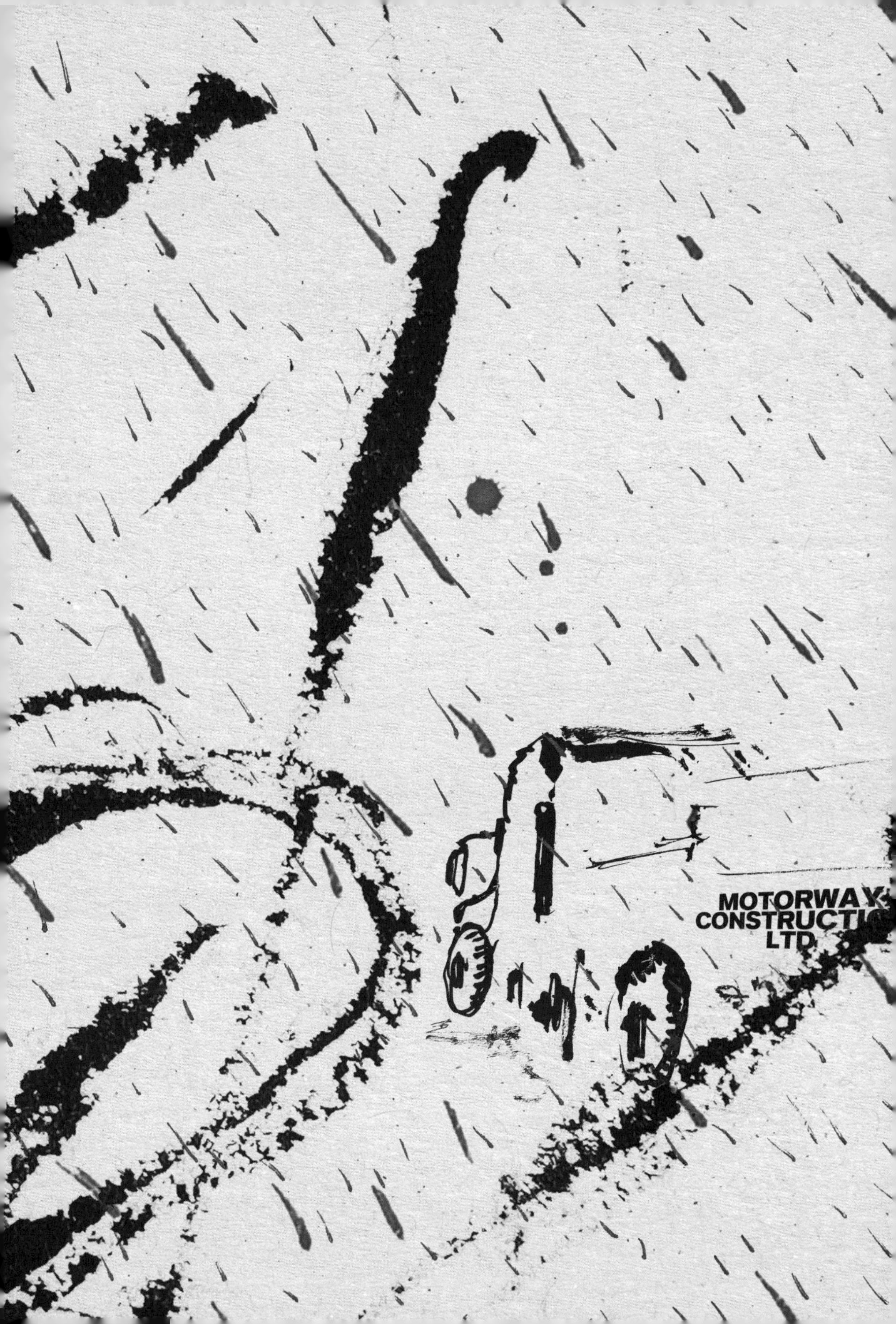
MOTORWAY
CONSTRUCTIO
LTD

Dann stockte ihm
vor Schreck der Atem:
Da standen Männer
um den Gezeichneten Eichenbaum.

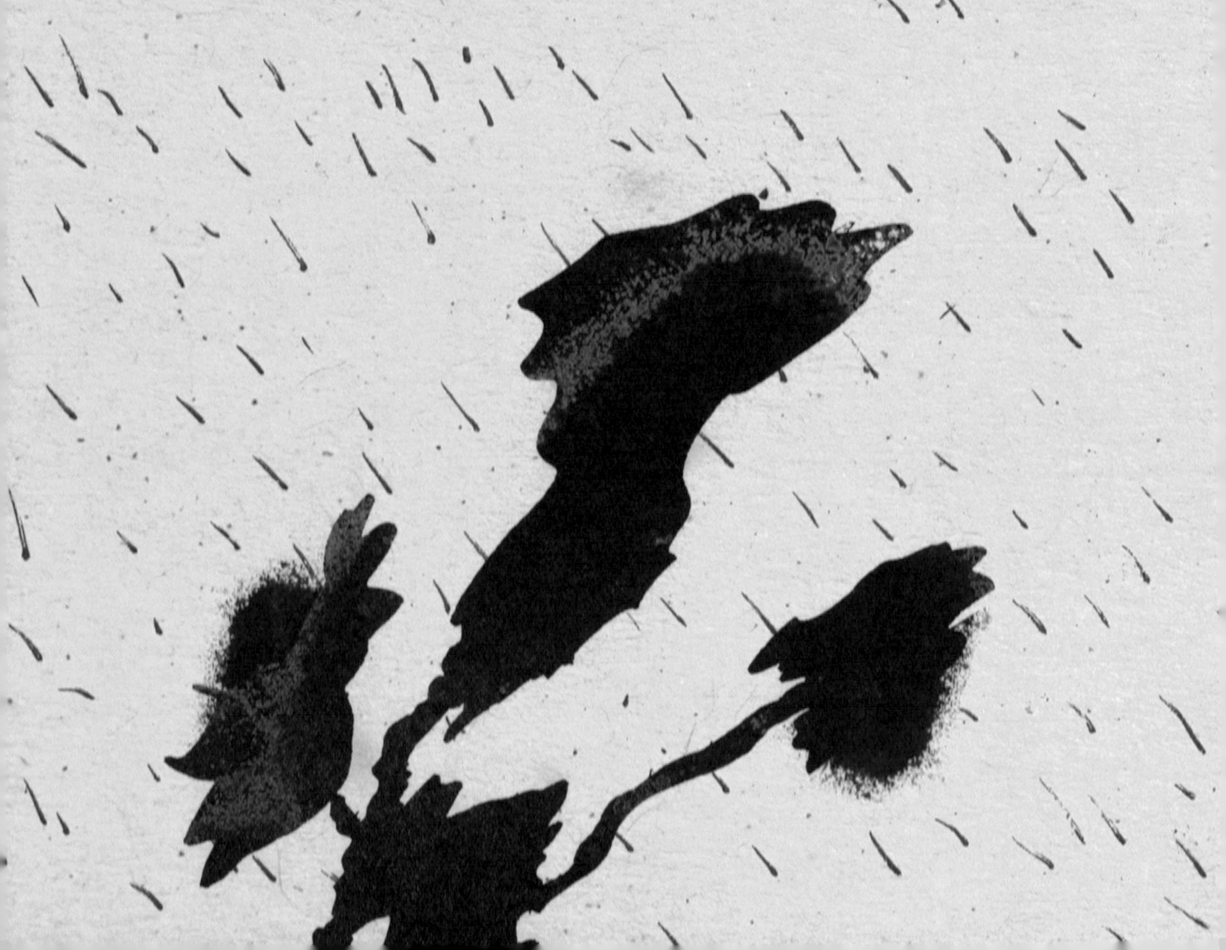

Er brüllte.
Ein Mann ganz hinten
schaute über die Schulter.
Verwirrt.

Der Junge machte einen Satz
und landete leichtfüßig vor ihnen;
das Sägeblatt streifte den uralten Stamm.

HÖRT AUF HÖRT AUF HÖRT AUF!

Er schrie, so laut er konnte.
Da hörten sie
tatsächlich kurz auf,
verdutzt über den Jungen mit den Blitzen im Blick.

WEG DA,
KLEINER,

ertönte eine Stimme.

NEIN.

Der Junge stand entschlossen da.
Er schüttelte den Kopf
und stemmte die Füße in die Erde.

IHR DÜRFT
WEDER DIESEN BAUM FÄLLEN
NOCH IRGENDEINEN ANDEREN.

Gesichter starrten ihn an.

Tja, werden wir aber,
warf einer der Männer ein,
und die Gesichter lachten.

Geh nach Hause, Kleiner,
ertönte die Stimme noch mal.

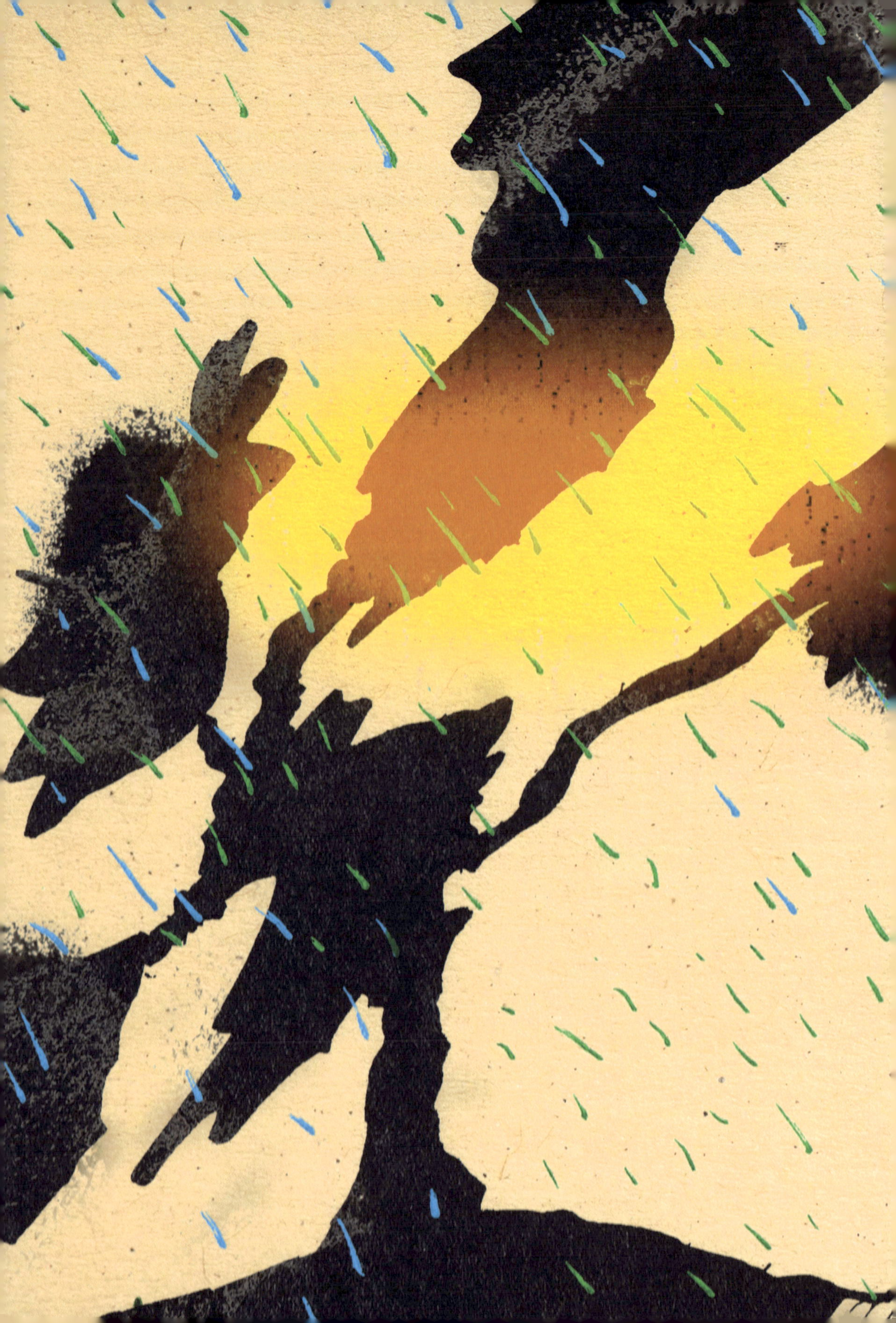

Er blickte nach oben
und entdeckte einen kleinen Hohlraum.
Bevor sie etwas bemerkten,
hatte er die Hand schon hineingesteckt
und spürte die Wärme des Eichenbaums.
Die Arbeiter sahen zu,
wie seine Schuhe verschwanden,
zum Himmel hinauf,
während ihm die Eiche Ast um Ast reichte,
um ihm den Aufstieg zu erleichtern.

KOMM SOFORT DA RUNTER, ES REICHT

Das schrien die Männer
und kratzten sich an den Köpfen,
nur noch winzige Punkte unter ihm.

Doch der Sonnenaufgang
rief ihn von oben,
gleißte
durch Glieder, die Himmel berührten.

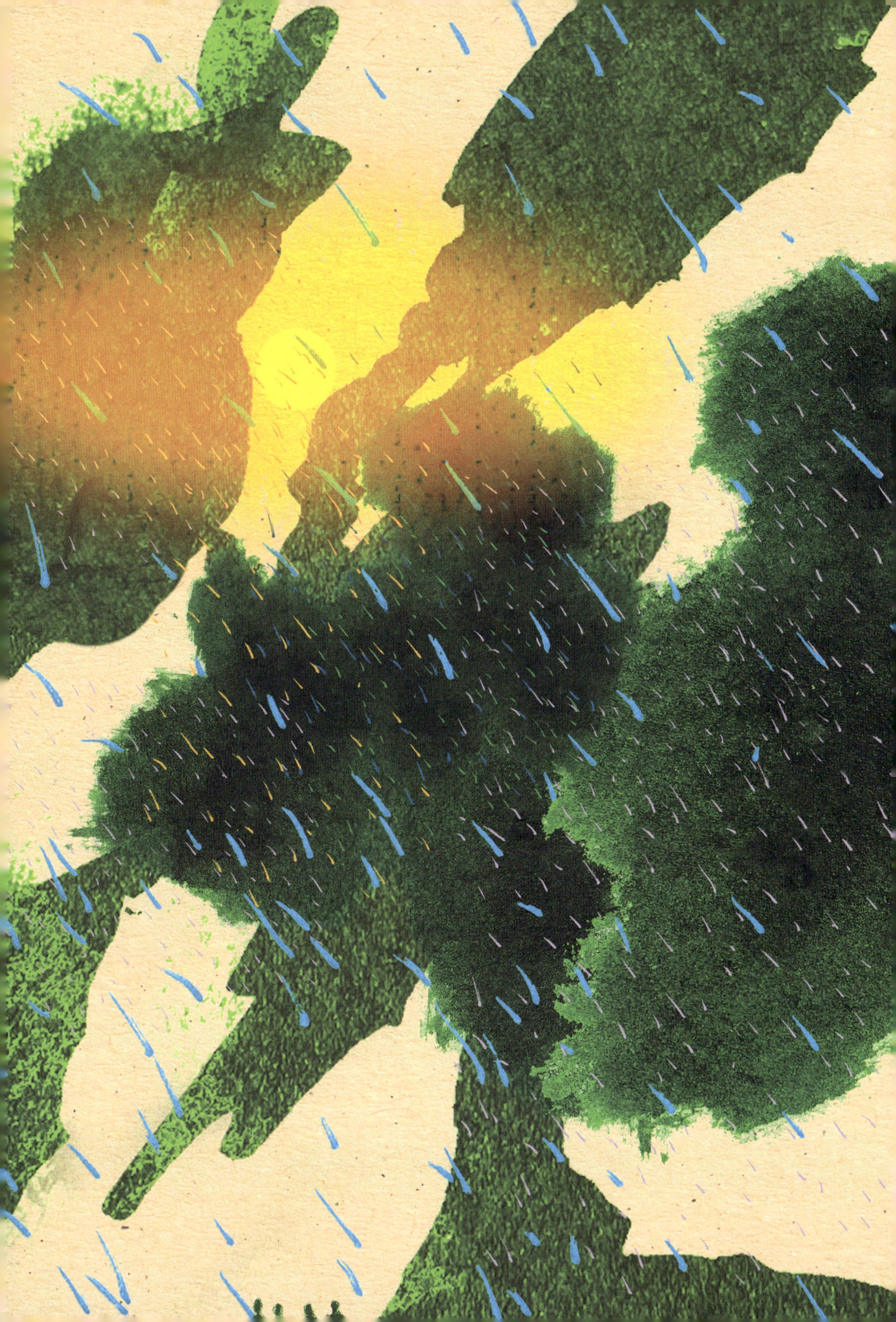

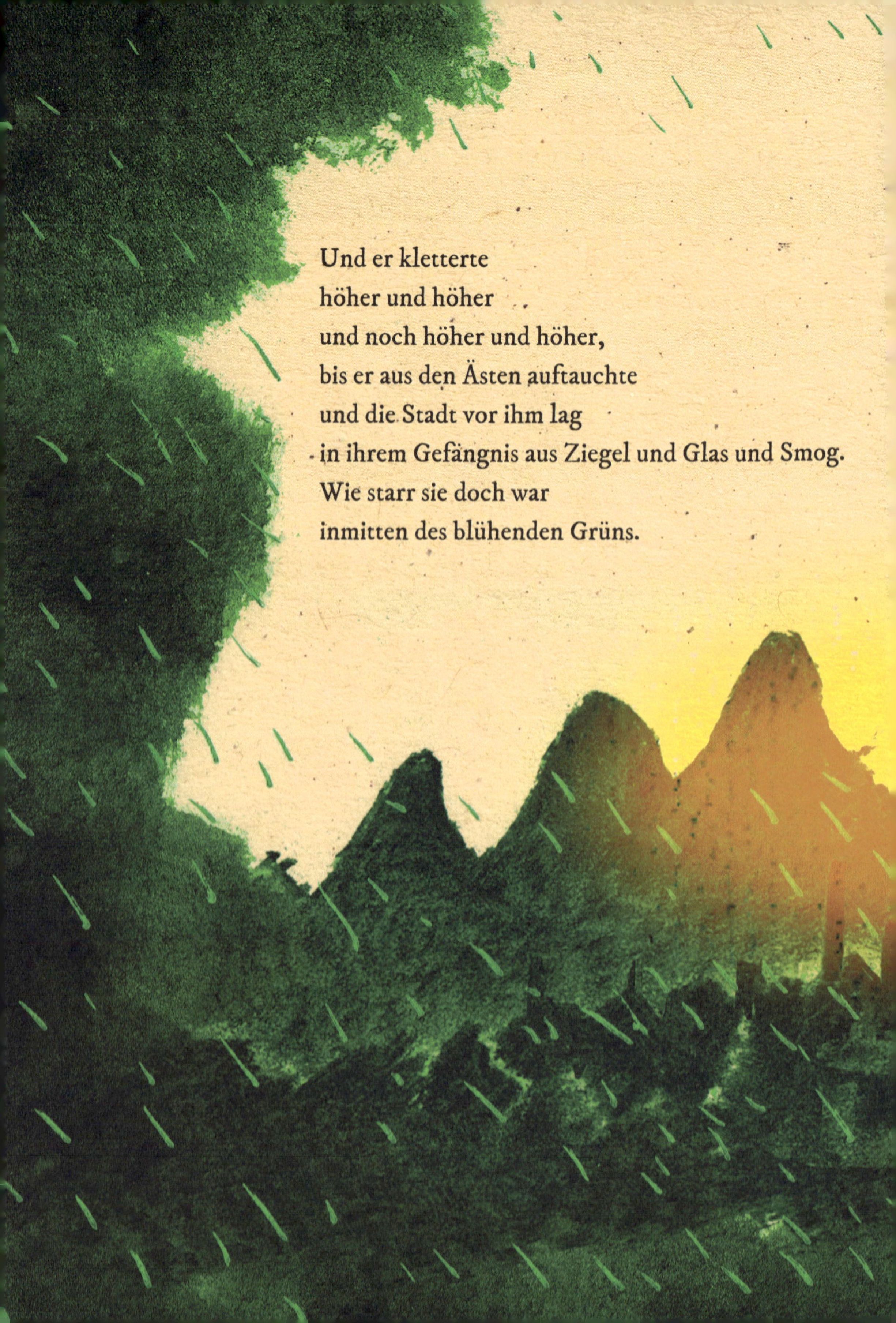

Und er kletterte
höher und höher
und noch höher und höher,
bis er aus den Ästen auftauchte
und die Stadt vor ihm lag
in ihrem Gefängnis aus Ziegel und Glas und Smog.
Wie starr sie doch war
inmitten des blühenden Grüns.

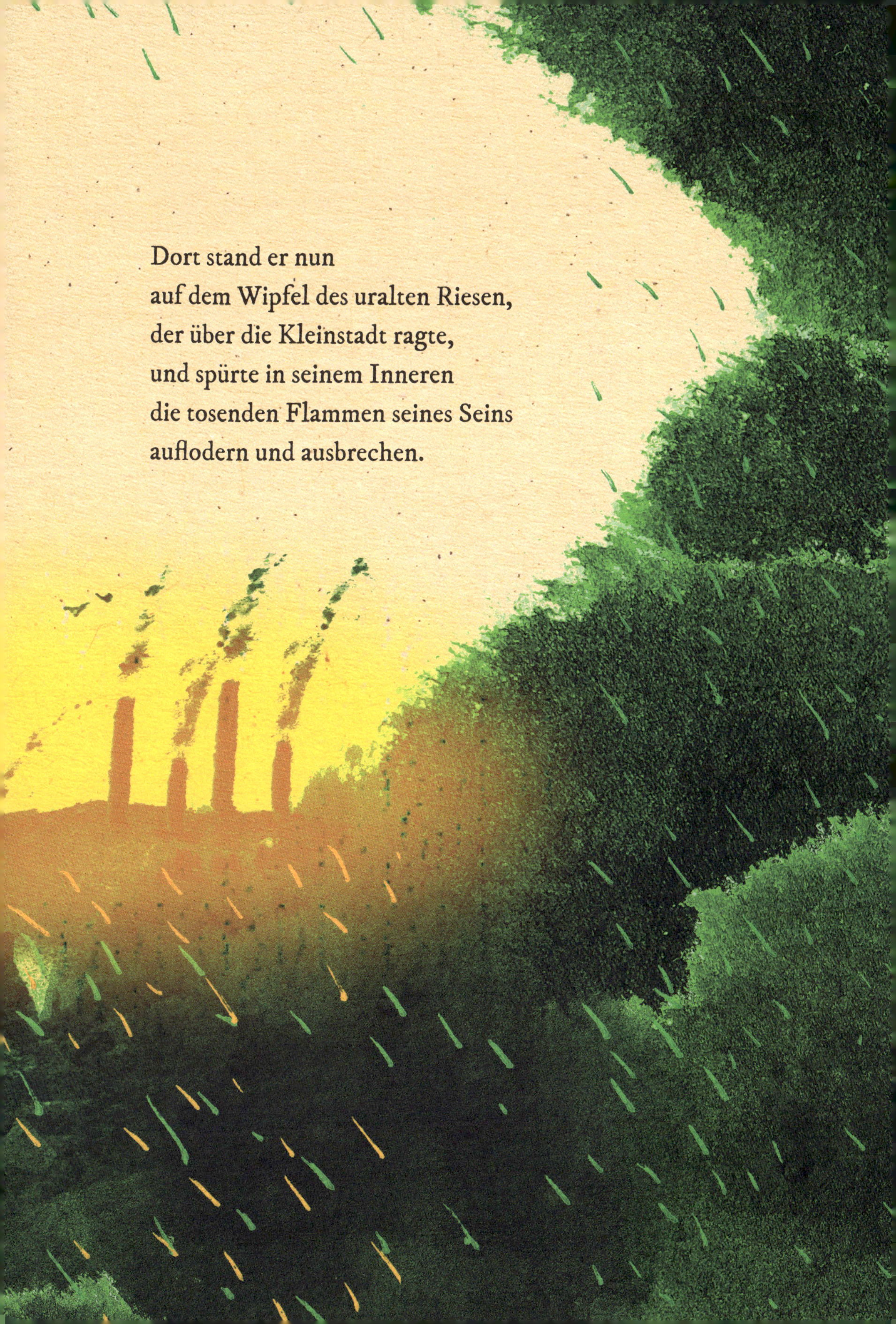

Dort stand er nun
auf dem Wipfel des uralten Riesen,
der über die Kleinstadt ragte,
und spürte in seinem Inneren
die tosenden Flammen seines Seins
auflodern und ausbrechen.

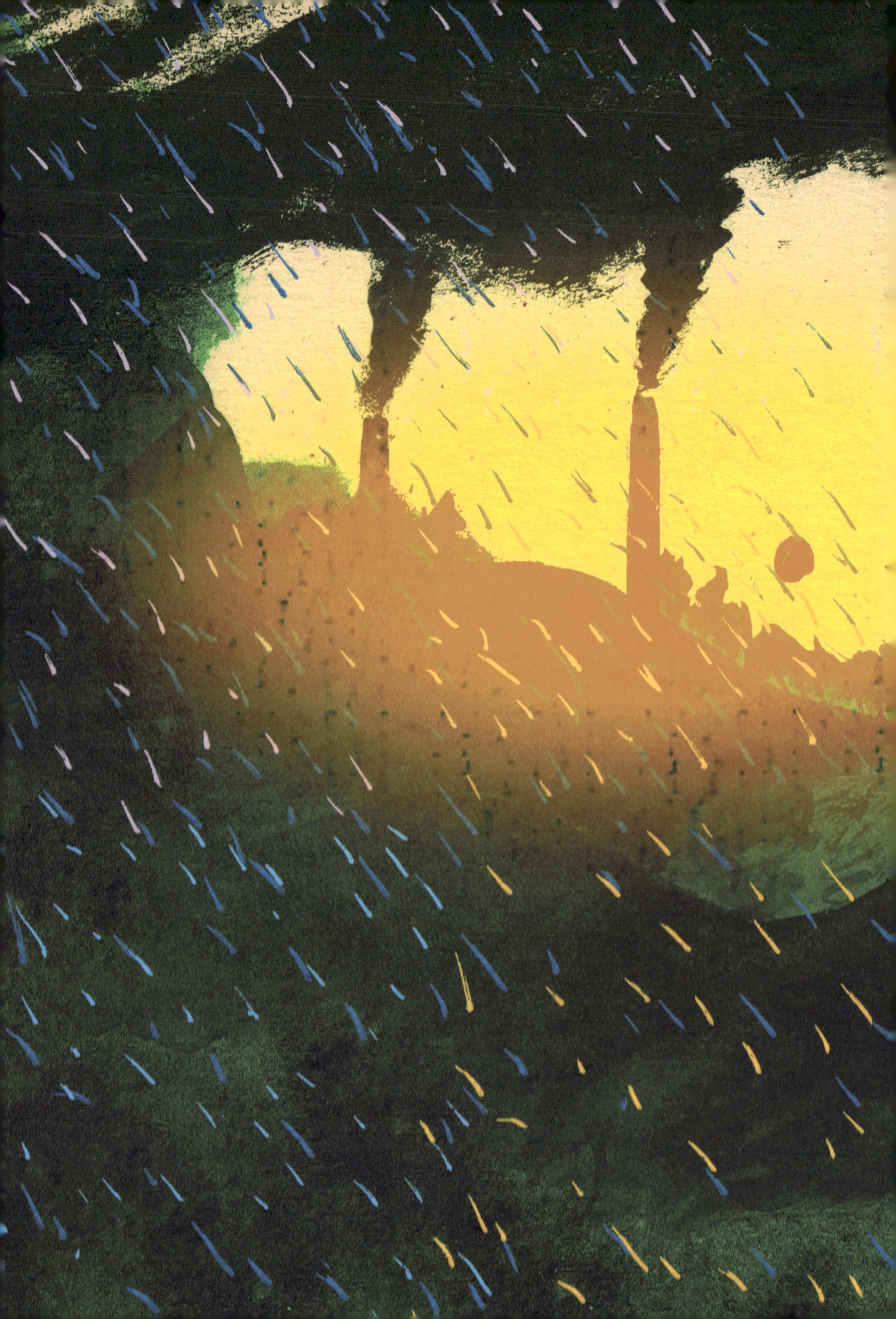

Der Wald
war in strahlendes Licht getaucht,
Sonnenstrahlen ließen den Regen leuchten,
und er schrie,
so laut er konnte,
Richtung Kleinstadt.

LASST MICH
ATMEN!

Die Eiche raschelte
ermutigend.

Plötzlich
rief er
mit Wildfeuerstimme:

ICH WERDE MICH NICHT MEHR VERSTECKEN!

Es galt der Skyline der Stadt,
all den Menschen
in all den Häusern,
all den Straßen
und Ideologien,
die so viele Leben verkümmern ließen;
galt den Fesseln aus
Schuften und Schulden
und Banken und Autos,
galt all den Medien
und fiesen, faden, faden,
kleinkarierten,
ängstlichen Menschen.

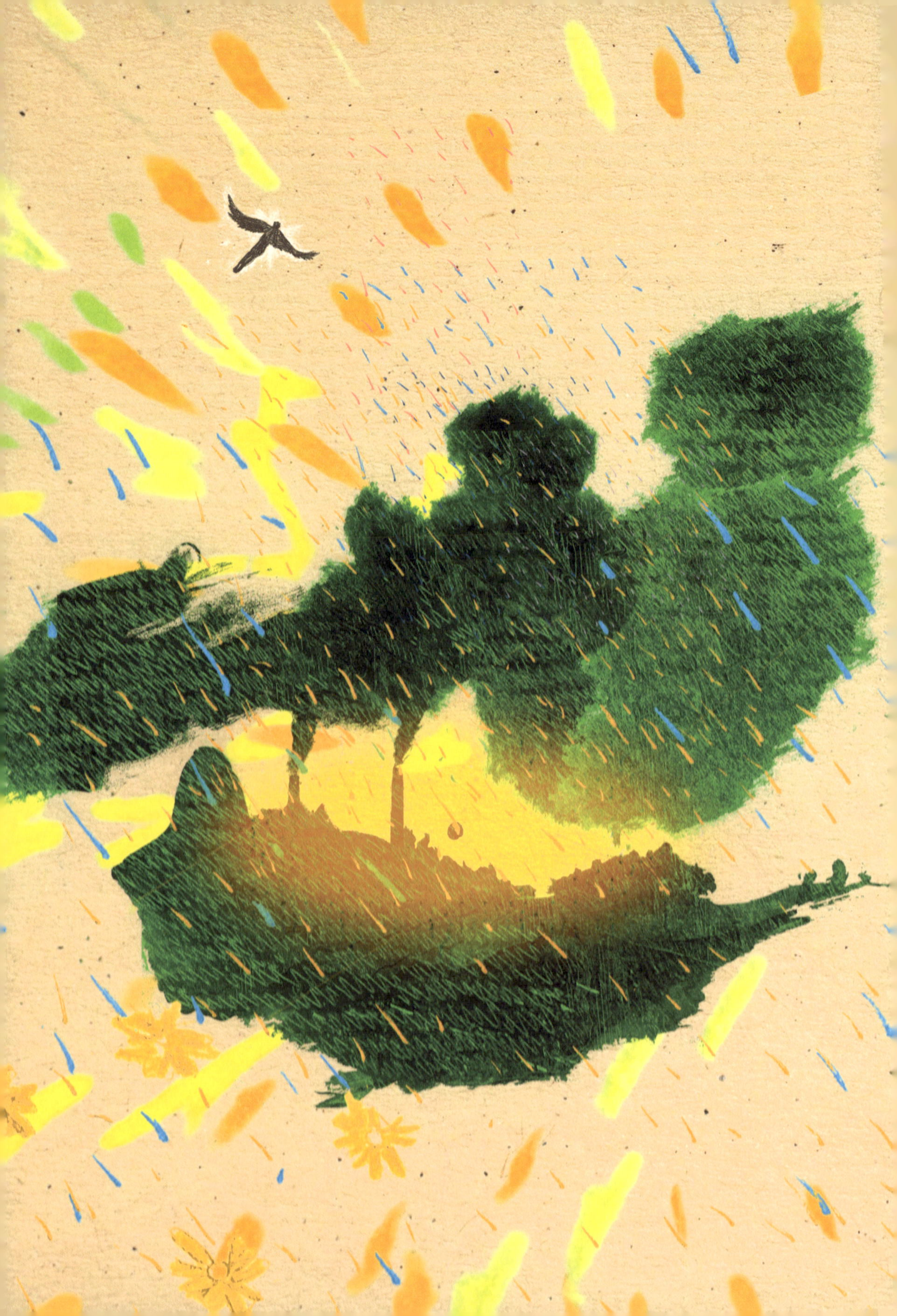

ICH BIN VON NATUR AUS QUEER.

ICH BIN, WIE DIE NATUR AUCH, QUEER.

WIE WIR ALLE.

LASST UNS ATMEN.

Ihm war so schwindelig vor Freude,
dass er fast zu schweben glaubte,
über Schornsteine
und Autohäuser hinweg.

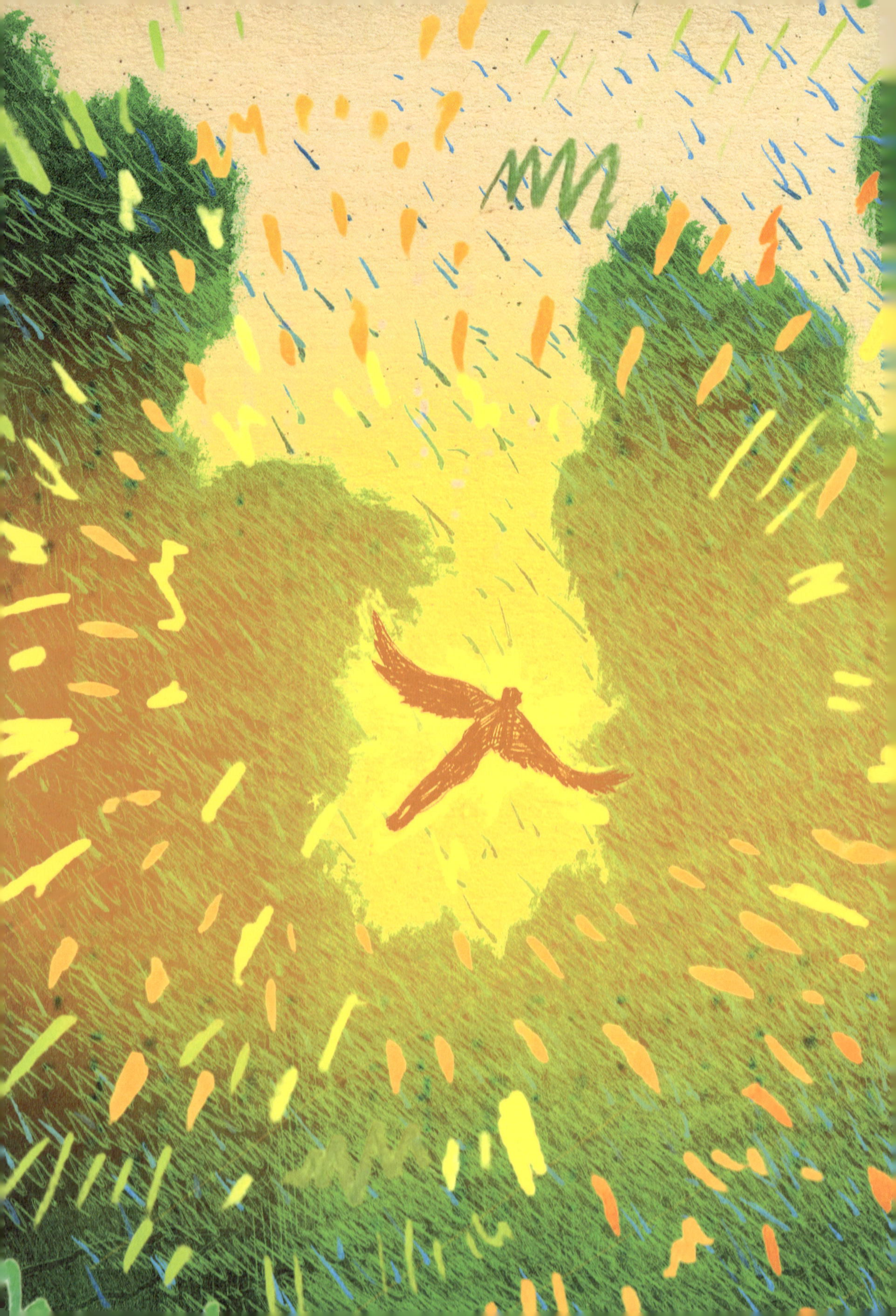

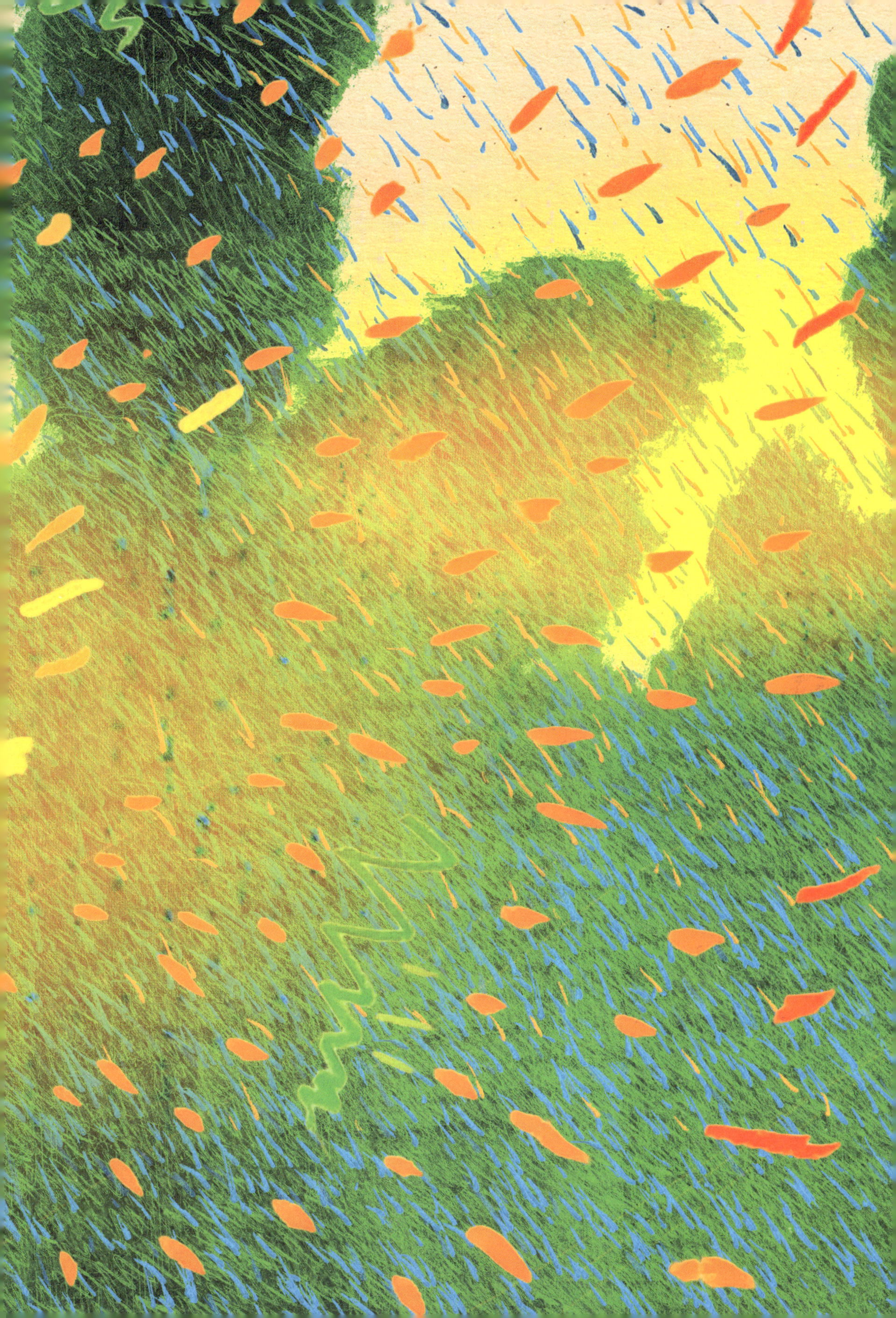

Und vielleicht lief da draußen ja irgendein Mensch
irgendwo eine versmogte Straße entlang
und spürte in genau der Sekunde einen Windhauch
und sah zu, wie ein Blatt vorbeiflog,
und hörte einen Moment lang den Ruf der Natur
und erkannte, dass auch er
queer und wunderschön und perfekt war,
natürlich und vollkommen.

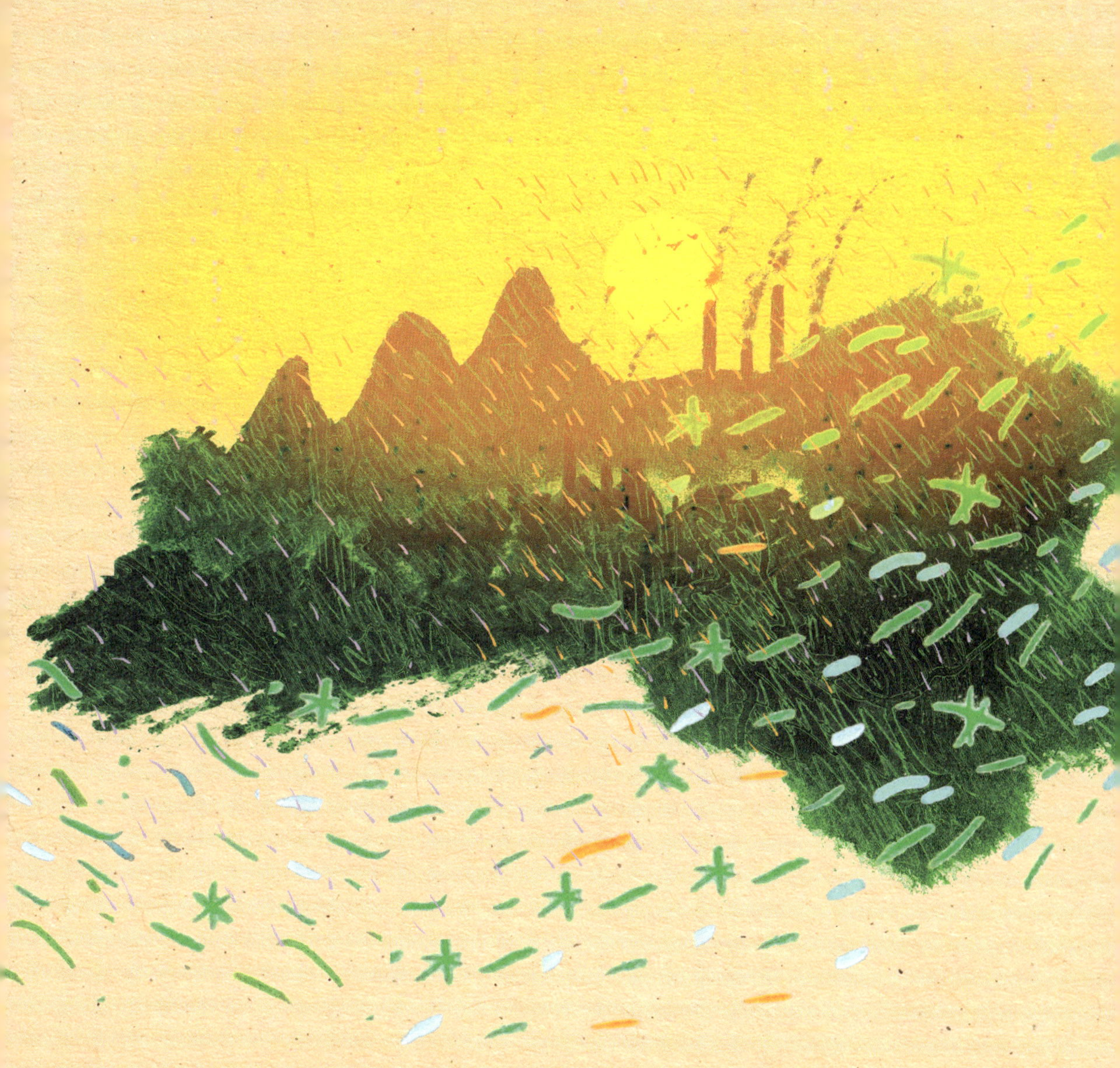

Der Junge schaute jetzt herab
auf seine Hände, schon ganz blass,
so fest umklammerte er den Ast.

Bist du dann mal fertig?,
lachte der alte Baum.

Fertig?
Der Junge grinste.

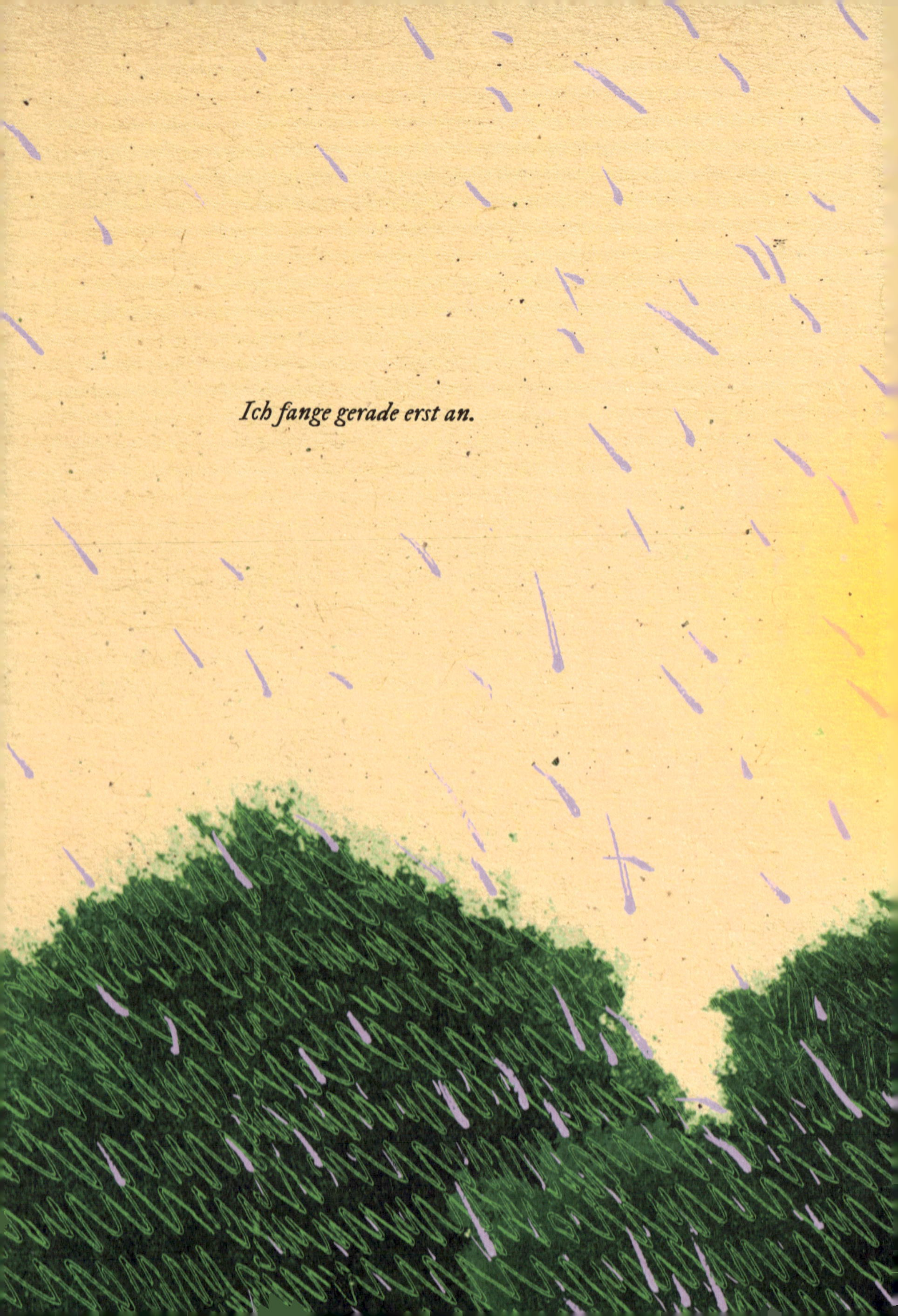

Ich fange gerade erst an.

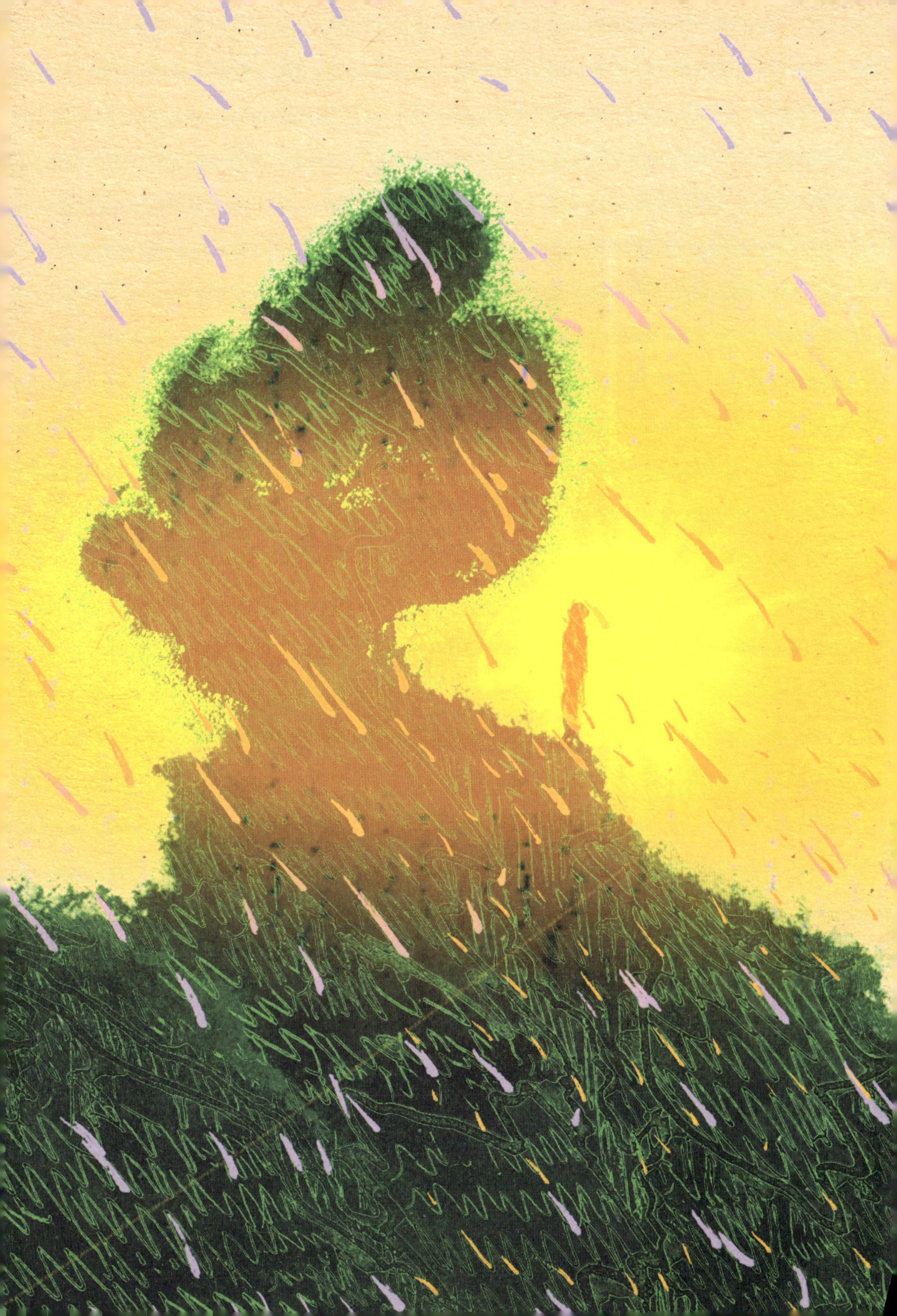